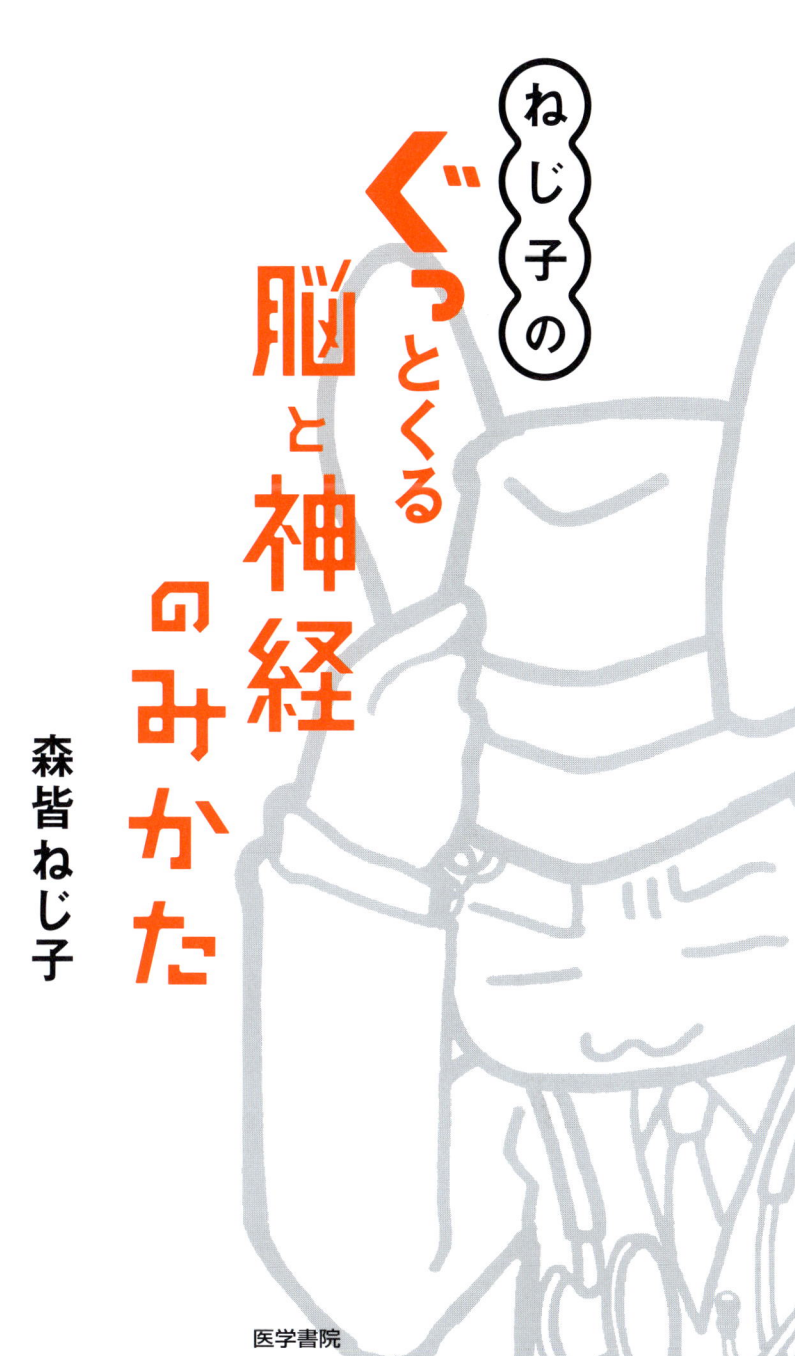

ねじ子の ぐっとくる 脳と神経のみかた

森皆ねじ子

医学書院

ねじ子の ぐっとくる脳と神経のみかた

発　行	2013年11月15日　第1版第1刷Ⓒ
	2021年 3月 1日　第1版第5刷
著　者	森皆ねじ子
発行者	株式会社　医学書院
	代表取締役　金原　俊
	〒113-8719　東京都文京区本郷1-28-23
	電話　03-3817-5600（社内案内）

DTP　アズワン

印刷・製本　アイワード

本書の複製権・翻訳権・上映権・譲渡権・貸与権・公衆送信権（送信可能化権を含む）は株式会社医学書院が保有します．

ISBN978-4-260-01772-5

本書を無断で複製する行為（複写，スキャン，デジタルデータ化など）は，「私的使用のための複製」など著作権法上の限られた例外を除き禁じられています．大学，病院，診療所，企業などにおいて，業務上使用する目的（診療，研究活動を含む）で上記の行為を行うことは，その使用範囲が内部的であっても，私的使用には該当せず，違法です．また私的使用に該当する場合であっても，代行業者等の第三者に依頼して上記の行為を行うことは違法となります．

JCOPY 〈出版者著作権管理機構　委託出版物〉
本書の無断複製は著作権法上での例外を除き禁じられています．複製される場合は，そのつど事前に，出版者著作権管理機構（電話 03-5244-5088, FAX 03-5244-5089, info@jcopy.or.jp）の許諾を得てください．

脳と神経のみかた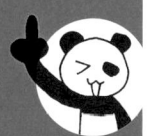

巻頭繰言

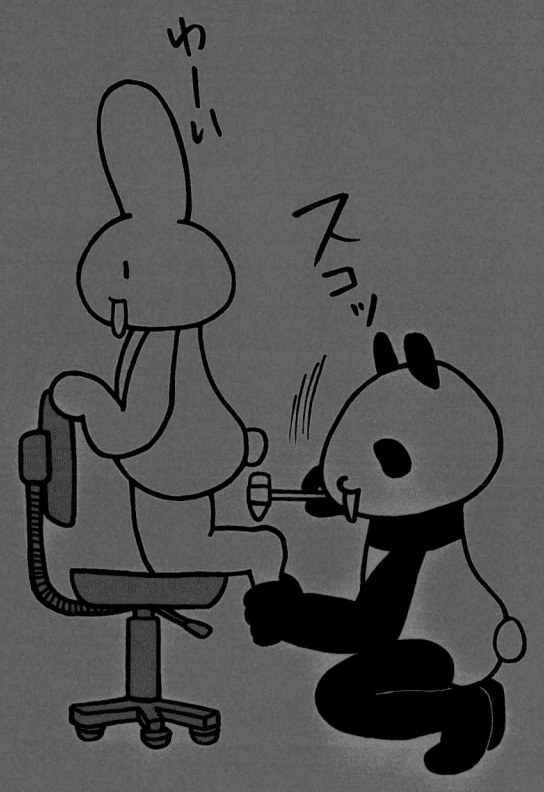

はじめに

　みなさんこんにちは。今回の本は「脳と神経のみかた」です。

　人間を最も人間たらしめている臓器、それが脳と神経です。その人をその人として認識する最も重要な器官と言えます。「人間が何をもって人間であるか」「その人が何をもってその人であるか」というのは非常に難しい哲学的問題ですが、性格や考え方、それに基づく行動によって人間の価値が決まるのであれば、「脳」とその出先機関である「神経」のふるまいによって、人間は人間たりうると言っても過言ではないでしょう。

　社会的に最も重要な臓器にも関わらず、人類の長い歴史において、脳と神経の働きはずっとベールに包まれたままでした。脳は非常に軟らかい臓器で、頭蓋骨という硬い骨に守られています。脊髄も同様に脊椎（背骨のこと）という硬い骨に守られています。外から見ても中でいったい何が起こっているか、さっぱりわかりません。異常が起こっても、それがいったいどんな病気か（脳梗塞か？　脳出血か？　脊髄のどこか切れたか？　など）をうかがい知ることができなかったのです。表面に見えるのは、ある日突然ろれつがまわらなくなったとか、言動がおかしくなったとか、右腕が麻痺したとか、足が痛くてたまらないとか、そういう表面的な「結果」だけでした。

　ブラックボックスの中身を外からなんとか予想しようと、人類は努力してきました。古来より医者は、脳と神経の出先機関である皮膚や筋肉や腱を見ることによって、「脳と神経のどこが悪くなったのか」を推理してきました。体じゅうを叩いたり、ひっかいたり、なぞったり、押したり引いたり力比べしたり、様々な検査法を編み出してブラックボックスの中で起こったことを予想していたのです。

人類が四千年の歴史をかけて積み上げてきた技術、それが今回の本で紹介する「脳と神経のみかた」です。

　近年になってようやく、CT や MRI で脳みその中が「見える」ようになってきました。神経伝達物質や脳内ホルモンも見つかり、神経細胞（ニューロン）がどんなふうに興奮して、どんなふうに情報を伝えているかも、ある程度わかるようになってきました。それでもまだまだ、わからないことがいっぱいあります。人体において、脳と神経は最後に残されたミステリーゾーンです。

　この本では、あまたある神経学的所見の中から、よく使う重要なものを抜粋して紹介します。もちろん、この本に載っていないもっと細かい神経学的検査方法はまだまだいっぱいあります。それらを勉強したくなった方は、ぜひさらなるぶ厚い教科書にチャレンジしてください。

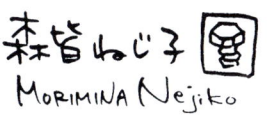

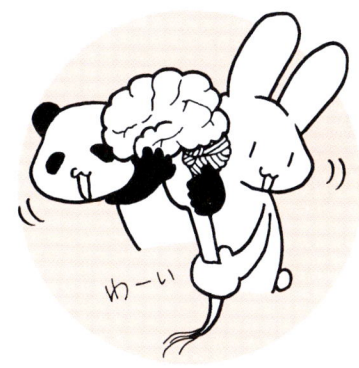

この本の取り扱い説明書

✴︎本書では、脳と神経のみかたのお話をします。

✴︎この本ではまず、ねじ子が**「一般的な内科診察をする」**ことを念頭に置いています。**「一般的な内科に入院した時に、押さえておくといい身体所見」**を目標に書きます。もしくは**「研修医がひととおり、外来に来た患者さんを診る方法」**です。今回は脳と神経がメインなので、**「救急外来に、脳と神経に問題がありそうな患者が来た際に、ざっと調べる身体所見」**といったところでしょうか。汎用性がもっとも高く、様々な状況にも対応できる、脳と神経の診察のポイントを選びました。

✴︎一般的な外来であれば、とりあえず全身をざっと見て、はっきりした異常を見つけられればそれで十分です。これは「脳と神経」においても、同じことです。もちろん、神経内科医または脳外科医であれば（もしくは神経内科病棟ナースや脳外科病棟ナースであれば）もっと専門的に細かく見る必要も出てくるでしょう。そんなときはこの本を足がかりにして、もっと分厚い専門の教科書にチャレンジしてください。ねじ子オススメは『ベッドサイドの神経のみかた』（南山堂）と『カラーイラスト図解　手軽にとれる神経所見』（文光堂）です。この本よりももっともっと細かい脳と神経のチェック方法がわかりやすく載っています。

✴︎内容は「研修医・医学生向け」っぽくなります。でも、決して難しい話ではありません。医者がやっていることを、他の医療従事者の皆さんは、適宜自分の病院のルールや慣習に置き換えて、理解・実践するようにしてください。

✴︎ある部分が悪い、これからそこを見る！というときは、あらかじめその部分を読んでから体を見ましょう。流れを頭に入れておくと、見えるものが違います。今度は診察が終わったあとに、もう一度本書を読み返してみましょう。すると、見る前には気づかなかったことに、気が付くようになっていると思います。検査をやったあと、診断がついたあとにも、診察してみましょう。

✴︎このマンガは「右利きの人間」を前提に描かれています。これはねじ子が右利きであるゆえです。大変申し訳ありませんが、左利きの方はご自分の利き腕に合わせて考えてみてください。

＊医療の世界は江戸時代の武家社会よりも厳しい師弟制度です。この本に書いてあることと、お勤め先の上司や先輩の意見が食い違っている場合は、迷わずご自分の所属する組織のやり方に従ってください。ねじ子は先達の知恵として「その場で一番偉い人の意見に従え。たとえ間違っていようとも」と君に伝えておきます。現場の偉い人の前には、この本の存在など風の前の塵のようなものです。ぴゅーっ。

＊この本のイラストで出てくる医療機器は、メーカーごとに使用法が若干異なります。ねじ子が病院で使ったことがあり、かつそこそこ日本でシェアを獲得している（と思われる）メーカーの機器を独断と偏見で紹介しています。実地の際は、それぞれのお勤め先で使用している医療機器の添付文書にきちんと従ってください。あとメーカーさんは、もし見てたら、自社のものだから or 自社のものじゃないからって怒らないでください。

＊本書を読んでいるあなたが、医療従事者でない場合、多くは「診察を受ける側」の気持ちで読んでいくことになると思います。本当はこれらの診察について、担当の医者や看護師が、診察室で丁寧に説明できればそれが一番なのでしょう。しかし、時間的制約もありますし、患者さんが聞きたいことをなかなか聞けない雰囲気であることも多いと思います。医療従事者からの説明を理解するための補助として、本書をお役立てください。

　おそらく、本書とはやり方が違った、あるいは、違う説明を受けた、という場合もたくさん起こりうると思いますが、それでも大丈夫です。**その病院で一番たくさんやっているやり方、その医者が一番慣れているやり方が、一番良いやり方です**。本書よりもより新しい、効果的なやり方である可能性もありますし、他にも、医者が一番慣れていて一番事故が起こりにくかったり、最も医療費が安くなったりするのです。手技には「これが決定版」というものはありません。一般的なやり方をマスターしたら、経験によって自分なり、病院なりの「いいやり方」ができてきます。ですから、本書と違うやり方だからと言って、それがすぐに「間違っている」などとは、決して思わないでください。

　医療に関しては、最近はインターネットなども普及していますが、それでも圧倒的に患者さん側の欲しい情報が足りていないと感じます。本書が「病院で何をされるかわからないことによる不安」を少しでも減らすことに、貢献できれば幸いです。

ねじ子のぐっとくる 脳と神経のみかた

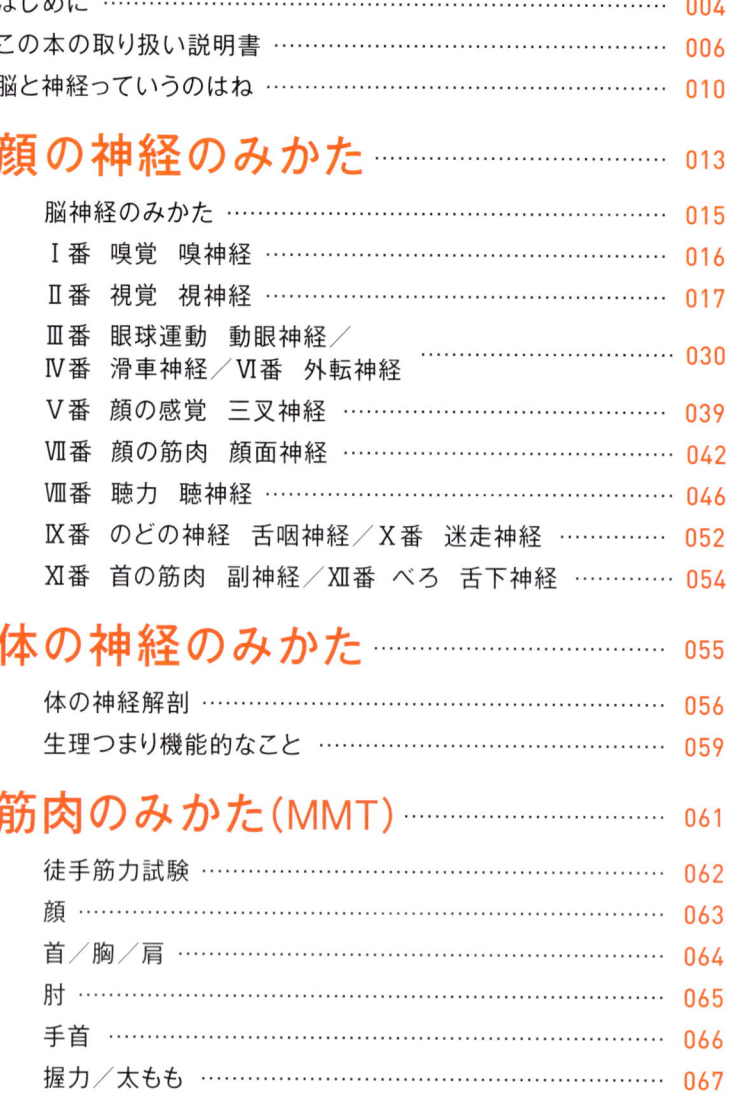

はじめに	004
この本の取り扱い説明書	006
脳と神経っていうのはね	010

顔の神経のみかた … 013

脳神経のみかた … 015
　Ⅰ番　嗅覚　嗅神経 … 016
　Ⅱ番　視覚　視神経 … 017
　Ⅲ番　眼球運動　動眼神経／
　Ⅳ番　滑車神経／Ⅵ番　外転神経 … 030
　Ⅴ番　顔の感覚　三叉神経 … 039
　Ⅶ番　顔の筋肉　顔面神経 … 042
　Ⅷ番　聴力　聴神経 … 046
　Ⅸ番　のどの神経　舌咽神経／Ⅹ番　迷走神経 … 052
　Ⅺ番　首の筋肉　副神経／Ⅻ番　べろ　舌下神経 … 054

体の神経のみかた … 055

体の神経解剖 … 056
生理つまり機能的なこと … 059

筋肉のみかた（MMT） … 061

徒手筋力試験 … 062
顔 … 063
首／胸／肩 … 064
肘 … 065
手首 … 066
握力／太もも … 067

膝	068
足首	069
MMTカルテの書きかた	070
ほんのわずかな筋力低下	071

体の感覚 … 073

体の感覚のみかた	074
皮膚の感覚	075
関節の感覚	079
ヒステリー	083

腱反射 … 091

腱反射のしくみ	092
腱反射のやりかた	093
アゴ（下顎反射）	096
肘の内側	097
手首の親指側	099
肘の外側	101
膝（膝蓋腱反射）	102
アキレス腱反射	105
カルテの書きかた	107
出たら異常な反射（病的反射）	109

死亡確認 … 113

お看取り	114

あとがき	128
参考文献	130
索引	131

ブックデザイン　橋本清香（ナルティス）

脳と神経っていうのはね

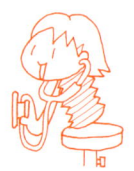

「脳と神経」の働きというと、みなさんはどんなものを思い浮かべますか？ 大ざっぱなイメージは「五感で感じる」「脳でいろいろ考えてる」「手を動かしたり、足を動かしたりする」といったところではないでしょうか。もちろん、それで合っています。箇条書きにするとこんな感じです。

(1) インプット＝つまり眼や耳や皮膚で感じた情報を脳へ伝える
(2) 脳で情報処理して
(3) アウトプット＝つまり脳から全身の筋肉に命令を出す

このうち、(2) 脳の中での情報処理は、この本ではあえてあまり触れていません。人間の好みや性格や行動原理に関わる非常に重要な部分ですが、複雑すぎるゆえにまだわかっていないことが多く、診察との関連が少ないからです。この本では(1) 情報の回収と、(3) 命令の伝達の方法について、主に説明します。

オーダーの入らなくなった機械は、どんなに高性能なロボットであったとしても、パーツがすべてピカピカであったとしても、ただのガラクタになってしまいます。脳と神経の病気にはそれと同じような恐ろしさがあります。

さて、前刊の『ねじ子のぐっとくる体のみかた』において、医者の診察手順を探偵のお仕事になぞらえて説明しました。脳と神経の診察でも、基本的な流れは同じです。では何が違うか、というと、脳と神経の診察では「アクションを加える」「その反応を見る」という動作が非常に多くなります。これはある意味、ホームズの仕事でいうと**「実験」**に近い作業です。

シャーロック・ホームズはすべての推理を頭の中だけで行っていたわけではありません。途中でたくさんの「実験」を行います。なんらかのアクションを起こすことにより、外から観察しただけでは絶対にわからない知見が得られるのです。真犯人、もとい真の病名にたどり着くためには、観察ももちろん重要ですが、実験──何らかのアクションを加えて、反応を見ること──も、同じくらい大事になります。

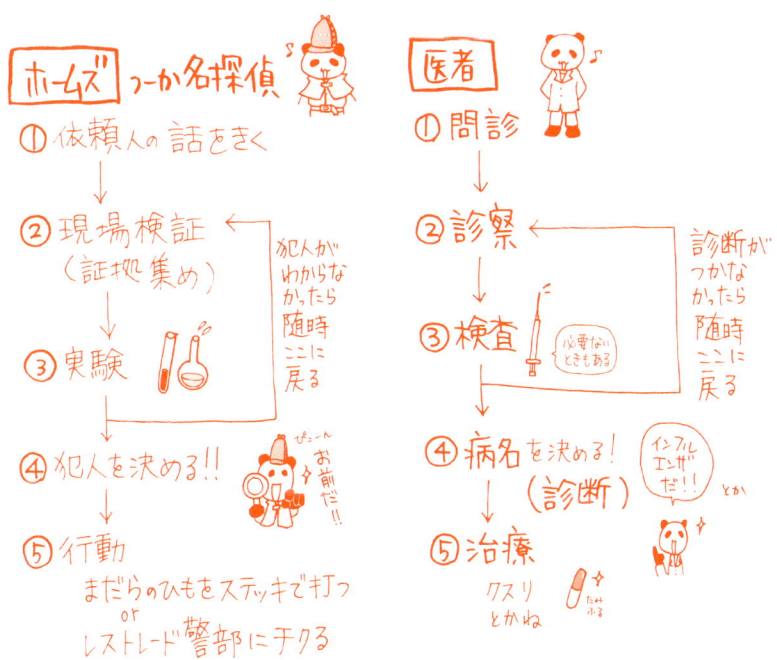

　ホームズの最初の本である『緋色の研究』より、実験をひとつご紹介します。毒薬によって連続殺人が行われていると確信したホームズは、自分の推理に疑いの眼差しを向ける警部たちの前で、ある実験をします。殺害現場に残されていた箱の中の丸薬を犬に飲ませ、毒であることを証明しようとしたのです。

　二つあった薬のうち、一つを半分に割り、ミルクに溶かして犬に飲ませました。ところが犬には何の変化も起こりません。ホームズは一気に苦境に立たされ、イライラし、そんなホームズを警部たちは嘲り笑いを浮かべながら見ている、というシーンです。

「偶然の一致なんて、そんなはずはない！」そう叫んだホームズは、とうとう椅子から跳ね起きて、部屋の中をどたばたと歩き始めた。「ただの偶然の一致なんて、絶対にありえない。ドレッバーの殺人で使われたと思われる薬が、スタンガーソンの死体のそばで確かに見つかったんだ。それなのに、この薬には何の毒も入ってないというのか！ 一体どういうことだ？ 僕の推理がすべて間違ってたとでもいうのか？ いや、そんなはずはない！ でも、この哀れな犬には何も起こらなかった。あー、そうか。わかった！ わかったぞ！」
　ホームズは歓喜の声を上げながら箱に駆けより、もう一つの薬を半分に割って水に溶か

つづく

し、ミルクを加えて犬の前においた。哀れな病気の犬は、舌の先がほんの少しミルクに触れただけで、たちまち手足を激しく痙攣させ、稲妻に打たれたかのように硬直して死んだ。
　ホームズは大きく息をついて、額の汗をぬぐった。
「もっと自分の推理を信じなくては。これまで長くたどってきた推理と矛盾する事実が出てきたのならば、別の角度からの解釈の余地が必ず残っている、ということだ。そんなことはわかっているべきだった。箱には二つの薬があって、一つは猛毒、一つは無害だった。そんなこと、箱を見る前からわかっているべきだった。」（ねじ子超訳）

　脳と神経の診察には、このような「実験」が多く出てきます。脳と神経の役割が**「情報を収集すること」**と**「オーダーを伝えること」**ですから、外から何らかのアクションを加えて、それをどの程度感じることができるか or どの程度反応することができるか、をチェックするのです。

　人が相手の「実験」になるので、特殊な苦労もいっぱいあります。まず、「感覚」を外から評価しなくてはいけません。数字で痛みを表してもらったりもしますが、いかにも客観性に欠けます。患者さんの自己申告に頼る部分がどうしても多くなるのです。「良くなった」「悪くなった」と言われても、今日の患者さんの気分に大いに左右されそうですし、何回か聞くとそのたびに答えが違っちゃったりもします。症状を必要以上に大げさに主張したり、「シベリアの苦労を思えばこのくらいなんともないわい」と相当な痛みを我慢してしまうおじいちゃんもいます。あるいは意図的に病気を作り出す人だっているかもしれません。いったいどこに客観性があるのか、考えてしまいます。

　筋肉の働きも、客観的な数字やデータで表すのがなかなか難しいです。可動域ならば、それなりの器具を使えばそれなりに客観的なデータを測定できそうに思いますよね。皆さんも一回は握力を測ったことがあるでしょう。でも、問題はそれ以前にあります。「力いっぱい握って下さい」と言っても、本当にちゃんと頑張ってくれているのかどうか。そもそも「力を入れて下さい」というお願いがちゃんと伝わっているかどうか。そこに大きな壁があります。「筋力」のような、客観的なデータがとれそうなものでさえ、あやしいもんなんです。腕が動かない人がいたとして、意識状態からして悪いのか、腕の神経が悪いのか、腕の筋肉が悪いのか、それとも意外に「耳が悪い」という落とし穴もあったりして、とにかく判定に困難がともないます。しかも検査が必要な人というのは、たいてい意識状態や知的レベルもあまりよくなかったりするのです。

　これらの課題をクリアして、**いかに客観的なデータに近づけるか**が、脳と神経の診察の腕の見せ所になります。一つ一つ見ていきましょう。

脳と神経のみかた 01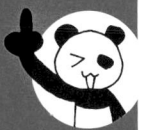

顔(かお)の神経(しんけい)のみかた

この本で使う
探偵ひみつ道具
（神経編）

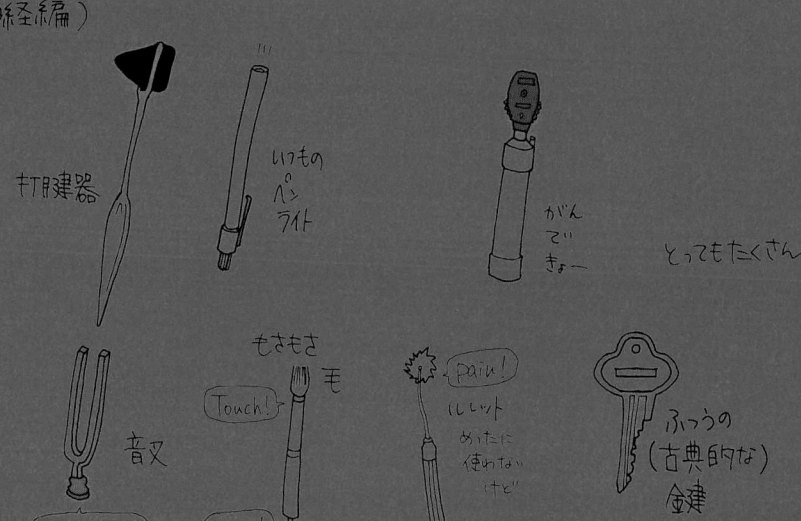

顔の神経のみかた

神経には2種類あります。脳から直接飛び出ている「**脳神経**」と、脊髄から出ている「**脊髄神経**」です。

例えば「右から悲鳴が聞こえた」→「即座に目を右に向ける、頭も右に向ける」→「怪獣が目に入る」→「やべえ！逃げなきゃ！」という反応を考えてみましょう。目や耳から入ってきた大事な情報を、短い距離で脳に帰し、即座に全身へ命令を送る必要があります。

物理的に脳の近くにある目や耳や首の筋肉には、脳から直接神経が出ています。近いので、その方が早くて正確なのです。これを「脳神経」と言います。それに対して体の神経は、「脊髄」という名前の高速鉄道を使っていったん遠くまで飛ばします。こちらを「脊髄神経」といいます。

脳神経と脊髄神経では、みかたが少しずつ変わってきます。この章ではまず、脳から目や口や顔面へ直接出ている「脳神経」について見ていきます。全部で12種類ありますが、このすべてを毎回チェックする必要はありません。必要なときに、必要なものだけ（悪くなってそうなところだけ）チェックできれば十分です。

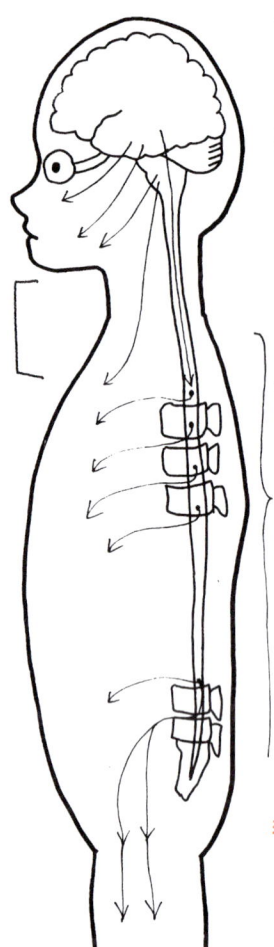

❁ 脳 から の神経の道は 2種類。

上の方（ここらへんまで）は脳から直接オーダーを出した方が速い。

⇨ 「脳」から直接神経がびよよんと出ている。

⇨ 「脳」神経 といいます

ここらへんは両方混在

ここらへんから下はいったん脊髄を経由＆中継してから行く方が速い

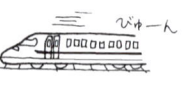

⇨ 「脊髄」神経 といいます

名古屋までは新幹線に乗るよーなもん　名古屋からはローカル線に乗りかえ

この2つでみかたが違うんだな!!

つーわけでこの章ではまずは顔のしんけいのみかたからやります

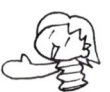

✴︎まずは 脳神経のみかた から。

「脳」神経は「脳から直接出ている」神経。**12本**あります。(左右で24本)
脳の いろんなトコロ から 出ています。

→ 根元の脳がやられると、当然、末端の神経の機能も イカれます

→ むしろ イカれてる場所 から「根元≒脳」のどこが やられて いるか」を予想する ことが できます。

CTが なかった時代、これは 脳みその中身を知るために、
すげー大事な情報 でした。

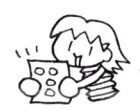

最近は脳のCTやMRIが
どんどん進化＆普及してきたので
昔ほど大事では なくなってきましたが……
昔は これしか アタマの中のダメージを
予想する方法が なかったんだよー

✴︎こんなかんじで
脳みそから
出てきてるよ!!

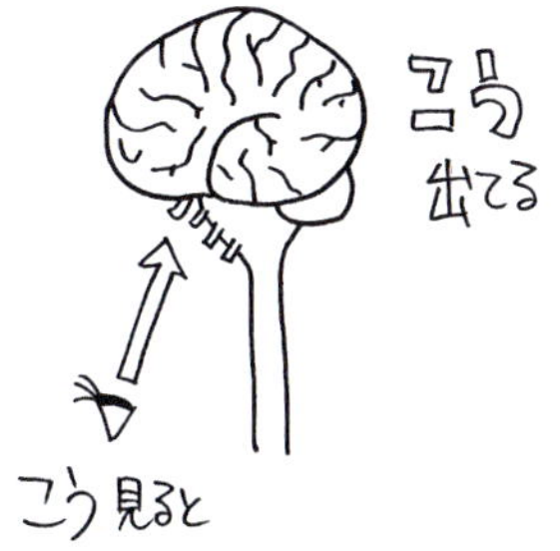

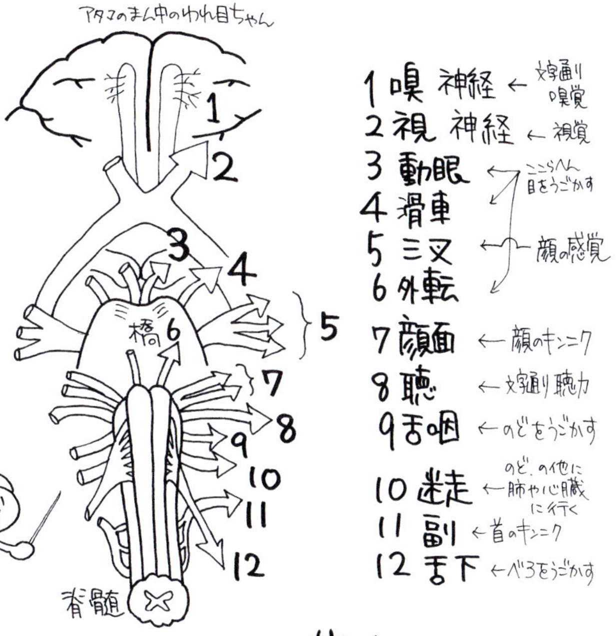

アタマのまん中のわれ目ちゃん

こう出てる

こう見ると

覚える必要ないけど
解剖すると
こんなんなってます

橋
脊髄

1 嗅神経 ← 文字通り嗅覚
2 視神経 ← 視覚
3 動眼 ┐
4 滑車 ├ このへん 目をうごかす
5 三叉 ← 顔の感覚
6 外転 ┘
7 顔面 ← 顔のキンニク
8 聴 ← 文字通り聴力
9 舌咽 ← のどをうごかす
10 迷走 ← のど の他に 肺や心臓 に行く
11 副 ← 首のキンニク
12 舌下 ← べろをうごかす

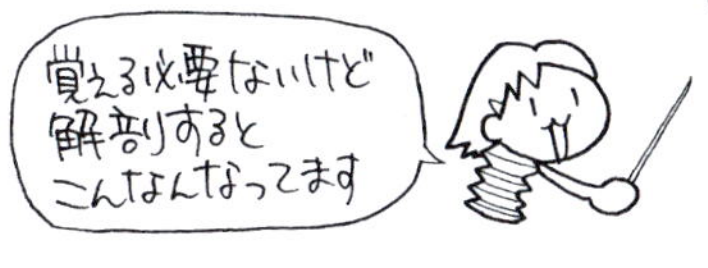

1～12番を
上から順に 1本 1本 check していくのが **基本** です。
順番に やり方を 見ていきましょう。

〜においっつーか嗅覚〜

上から I 番 嗅神経

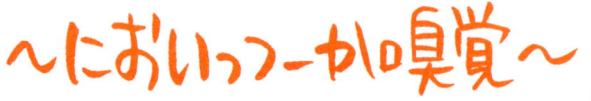
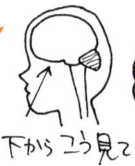
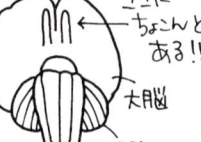

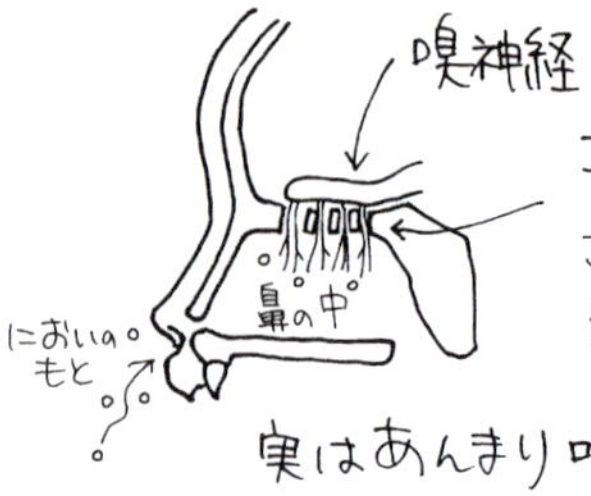

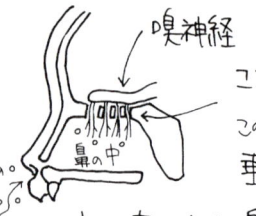

ここ穴があいたスカスカの骨（篩骨っつー名前）
この穴のあいだから臭いを感じる神経がすだれのように
垂れ下がってる（嗅糸っていう←覚えなくていい）

実はあんまり嗅覚のcheckってしません……。なぜなら

* 奥深いので傷付きにくい（頭蓋底骨折とかのド派手な外傷の時くらい）そしてその時は嗅覚どころか生命のモンダイ
* 嗅覚っつーのは個人差が大きい
* 嗅覚がダメになっても命に別状はない＆生活もそれほど支障ないから。

もしcheckするのならこんな感じ↓

① まずは鼻づまりをcheck
　←鼻の穴を片方ずつふさいで
　←口閉じてもらう
　「鼻で息をすって下さいー」

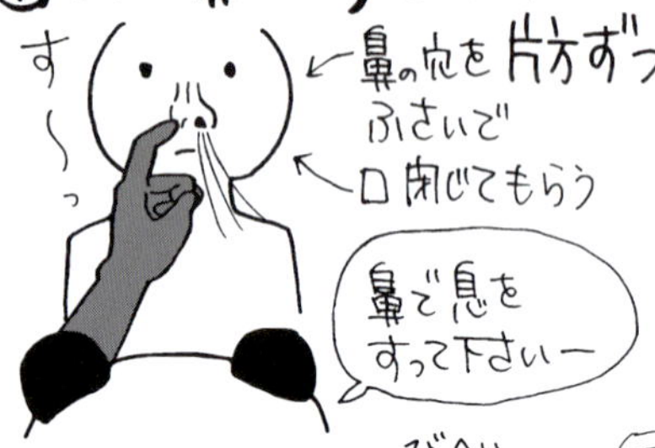

② 目をつぶってもらい
　「何かにおい感じたら言って下さーい」と言う
　見えると先入観ができちゃうからね

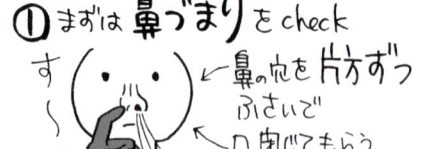
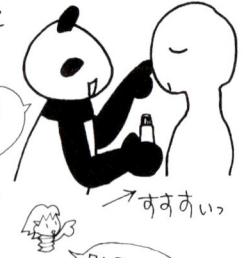

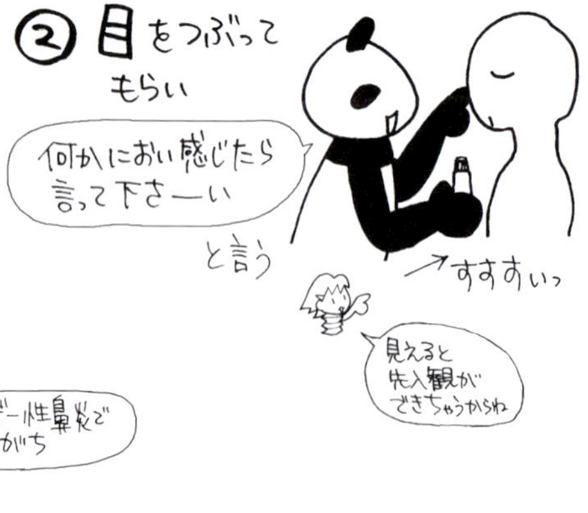

これができなかったらただの鼻閉です。アレルギー性鼻炎などありがち
神経よりも手前＝鼻の中のモンダイです。

③ 液体のり
　コーヒー
　石けん
　香水
　バニラエッセンス
　｝あたりを鼻先までそっともっていく

④ においがしたら「何のにおいでしょう？」とききましょう

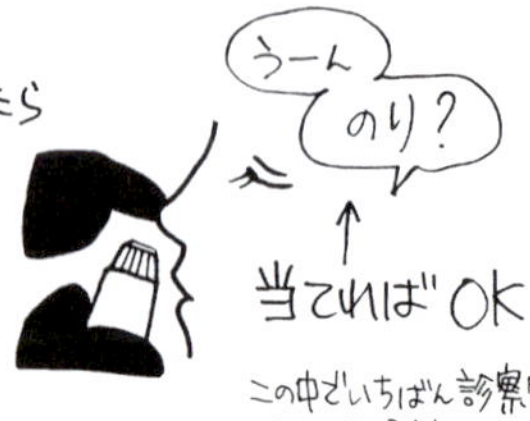

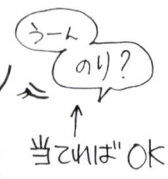

うーん のり？
当てればOK
この中でいちばん診察室にころがっていそうなモノ！なんだ他はあらためて用意しないと近くにないよネ

⑤ もう片方の鼻の穴でも同様にやりましょう

〜目と見えるモノのcheck方法〜

次はⅡ番 視神経（ししんけい）つまり 目

見よーと思えば —— いくらでーも — 見るとこある —— でもー
そんな時間もヒマもなーーい— フーかーめんどくさーーい♪
ポイントを — しぼろ ーう— ♪

よく見る順に
1. 対光反射 ← 必須!! ふつーの内科ならこれだけで十分
2. 眼底 ← 君が神経内科ならば、できると便利
3. 視力 ← 視力が落ちるイベントがあったら（外傷とか）、やろう!
4. 視野 ← 視野がおかしくなるイベント（緑内障とか）や患者さんの訴えがあったら、やろう!

① 対光反射 は『ぐっとくる体のみかた』P31でもう書いた!!

② 眼底

眼底（がんてい）ってなんじゃらホイ。(そこ→目の底ね)

目の中は、ものを見るために、基本、透明です。
透明じゃないと、その後ろが影になって
何も見えなくなっちゃうでしょ。

→ 頑張って外から
光を入れれば
目の中の網膜や
視神経を
見ることができます。

そのためのキカイが 眼底鏡（ガンテイキョー）だ!!

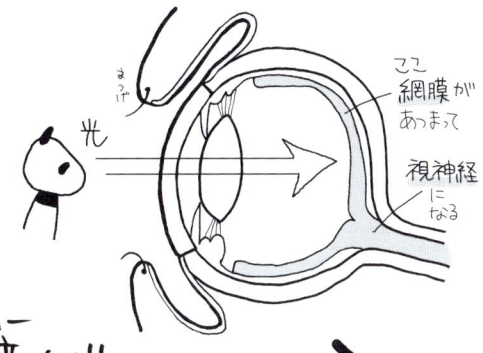

光 / ここ網膜があつまって視神経になる

おもて（患者さん側）

楽天やamazonで
3万～5万くらい

白（無色）——フツーはこれを使う

緑のフィルター
赤味が見やすくなるので血管が見やすくなるらしい
受験でよく使う緑/赤チェックシートと同じ原理

くもの巣みたいなフィルタ——こんなのつかったことない

いろいろあるけど

普通は白くてでっかい丸◯を使います。

特に初心者なら◯で練習!!

それ以外は凸凹の評価にいいらしいけどまぁ使わないッス。そこまで細かく評価したいなら素直に瞳孔を薬で広げて眼底の写真とっちゃいましょう

うら（自分の側）

もち方

Lady GaGa様のように右目にあてがう

多くの人は右手が利き手で右目が利き目なのでこれが一番やりやすい

基本ポーズ

ピントのダイヤルに人さし指をそえていつでも回せるようにしておく

右手で持ったらこう

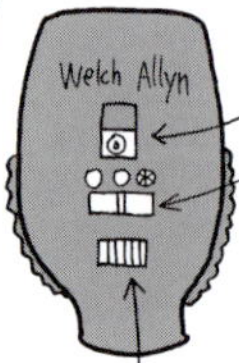

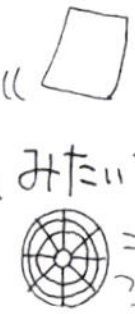

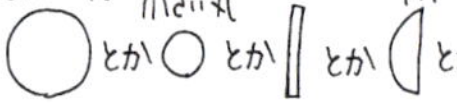

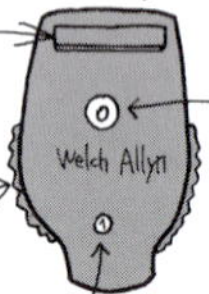

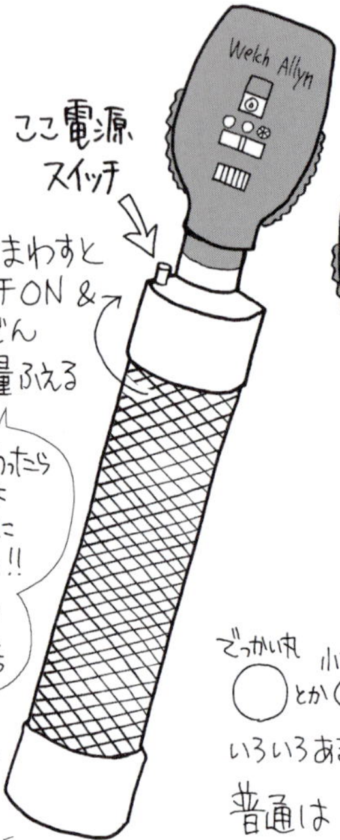

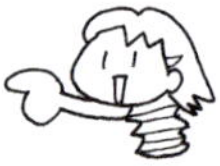

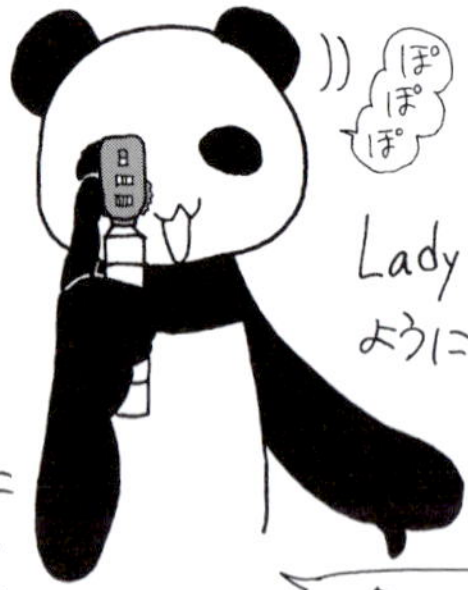

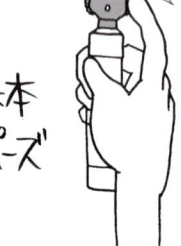

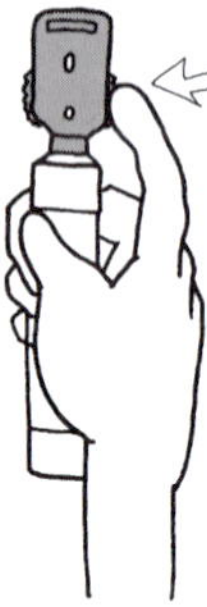

ねじ子のぐっとくる脳と神経のみかた 019

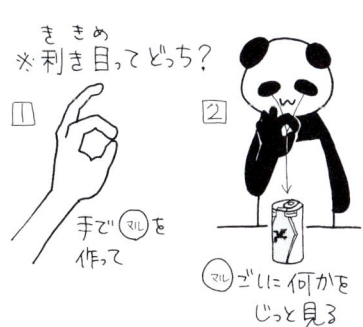
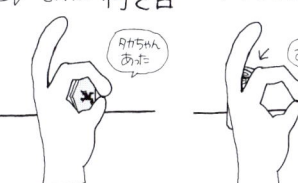
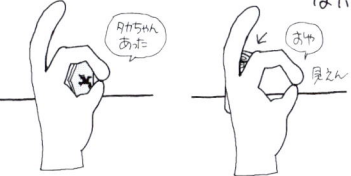

※ のぞいてみよう

① 自分の顔にくっつけます

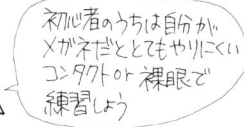
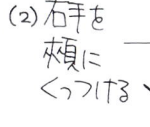

※ ピントあわせよう

② 30cmくらい先のものを見て ピントをあわせよう

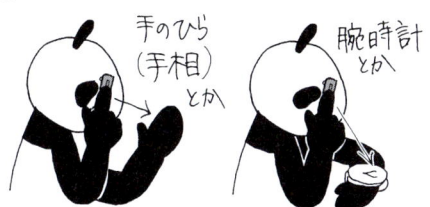
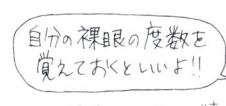
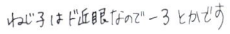
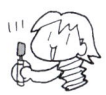

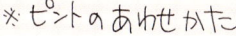
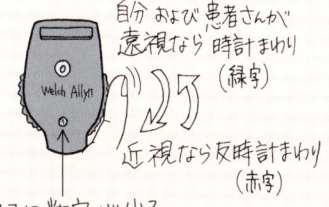

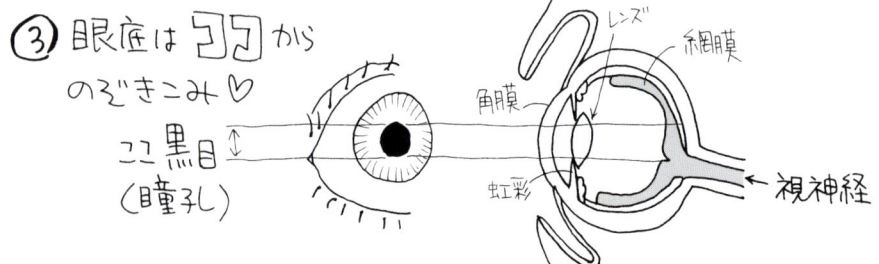

よって黒目のトコロ（瞳孔）が 出来るだけ大きいと見やすい。

⇒ 部屋を暗くしましょう！
⇒ 眼科では 散瞳薬（瞳孔をひらくクスリ）を点眼します

まずは右目から見るのが楽

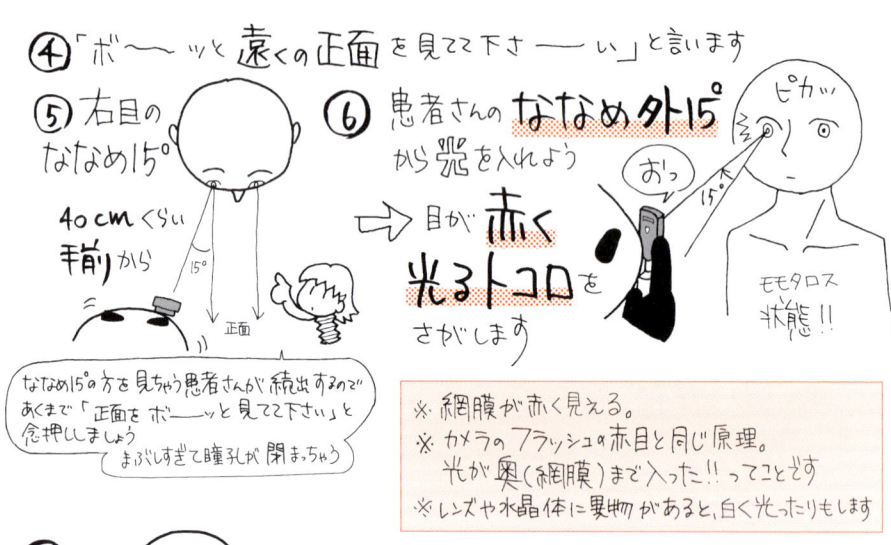

④「ボーッと遠くの正面を見てて下さーい」と言います
⑤ 右目のななめ15°
40cmくらい手前から
ななめ15°の方を見ちゃう患者さんが続出するので
あくまで「正面をボーッと見てて下さい」と念押ししましょう
まぶしすぎて瞳孔が閉まっちゃう

⑥ 患者さんのななめ外15°から光を入れよう
⇒ 目が赤く光るトコロをさがします
モモタロス状態!!

※ 網膜が赤く見える。
※ カメラのフラッシュの赤目と同じ原理。光が奥（網膜）まで入った!! ってことです
※ レンズや水晶体に異物があると、白く光ったりもします

⑦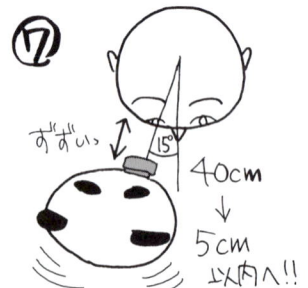

そのまま 目から5cmの距離まで ずずいと近付く！5cm以内って相手のまつ毛にさわるくらい!! 近えーっ!!
チューしないと不自然なくらいの状態!!

⑧ もう片方の手は 田患者さんの肩 OR 回患者さんのまゆげに置くと安定します

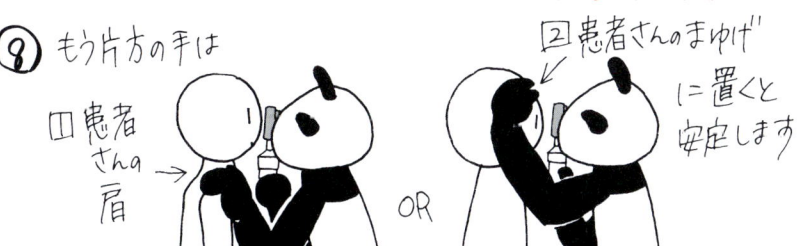

⑨ ピントが合っていれば & ちゃんと15Dから光が入っているなら こんなのが見えるはず →

...それは 網膜の血管

どこの血管だな

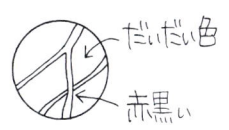
- だいだい色
- 赤黒い

正直ここまでが一苦労

ここで何も見えない場合はたいていピントが合ってません

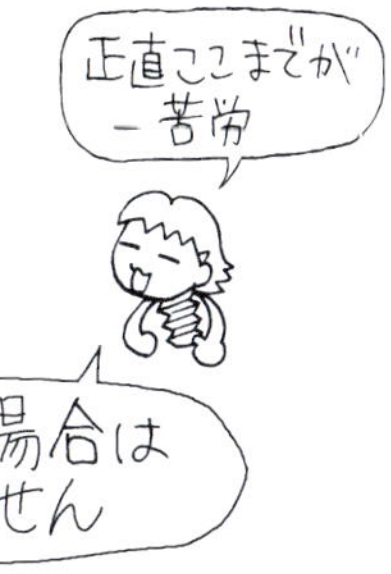

⑩ いったん血管が見えたら そこから**決して目を離さず** **一本血管を決めて 追っていきましょう**

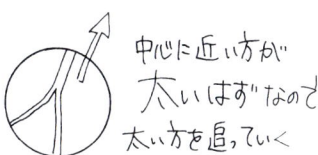

中心に近い方が**太いはず**なので太い方を追っていく

⑪ 中心にどんどん近付いていって……そろそろ中心!!ってトコロで **地の色が**グレーがかったオレンジ**から**明るい黄色**に** 急に変わります。そこが

視神経乳頭(ししんけいにゅうとう)だ!!

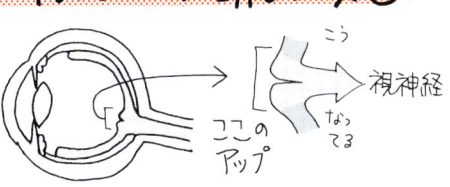

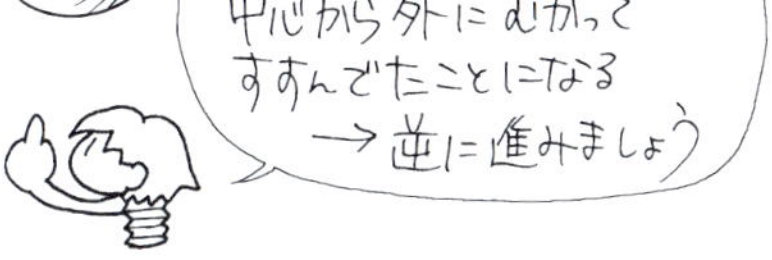

ここのアップ → こうなってる → 視神経

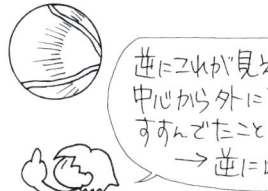

逆にこれが見えなかったら中心から外にむかってすすんでたことになる → 逆に進みましょう

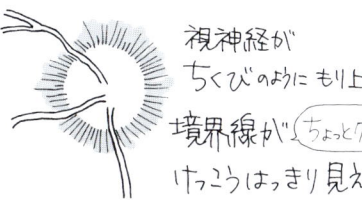

視神経が ちくびのようにもり上がっていて 境界線が ちょっとグレーがかってる けっこうはっきり見えます

※ここで全体の地図をご紹介

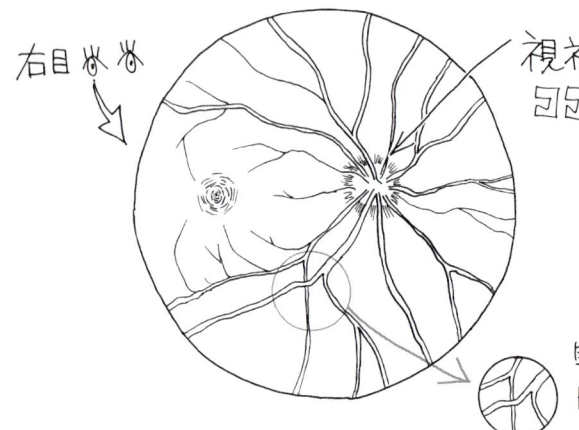

右目

視神経乳頭はココ

※視神経は上から見るとコウ "ちょっとナナメ"についているので円の中心よりも鼻側よりにあります

実際眼底鏡で見えるハンイはたったこれっぽっち。すげえ狭い

つーわけで視神経乳頭も**1回**で見えるハンイはとっても小さいです。ぐるっとまわって全周を見よう。

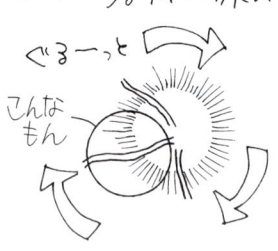

ぐるーっと
こんなもん

※こーなってると異常だよ!!

- 視神経乳頭が **やたらデカイ**
- しかも **前にとび出してる**
- 境界が ぼんやりしちゃってる

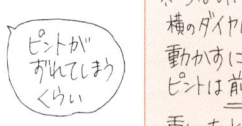

ピントがずれてしまうくらい

※ちなみに横のダイヤルを**3つ**動かすにつれてピントは前に**1mm**動いたと思おう

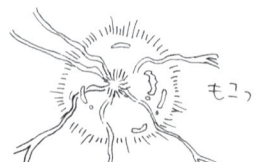

もこっ

⇒ これを **乳頭浮腫** といいます
⇒ 目が うしろから ぎゅーぎゅー おされてる

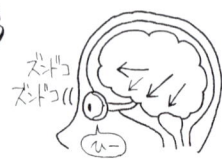

ズンドコズンドコ
ひー

イコール = **脳圧亢進** の状態です。**すげえヤバイ** じゃん!!

(例)
- 脳にでっかい出血やら腫瘍が出来てズンドコ押してる
- 脳脊髄液(プカプカと脳が浮いてるプールのこと)がなんか激増してる
  → 髄膜炎 がくも膜下出血ね。ヤバイ

つーか眼底は **乳頭浮腫があるかないか** さえ
見れりゃオッケーです♡ あとは蛇足♡

⑫ 次は血管にそって 中心 →(から) 外 へ見ていこう

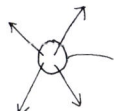
視神経乳頭から外へ向かう

大ざっぱーなポイント

①黄斑
真ん中へんのちょっと暗ーいトコロ

②中心窩
黄斑のド真ん中。視神経の50%はここから来てる。てくらい物を見るために大切な場所

③血管 — 動脈 & 静脈
動脈の方が
- よく光を反射する
- 細くて丸い
- 色が明るい
といいますが正直よくわかりまへん

よく見ると動脈と静脈の区別がつくらしーがそんなん正直無理だわー
そこまで細かく見たい時は素直に眼底写真をとろう

ヘンな例 │ 有名ドコロだけ

- 黄斑変性
- 黄斑円孔
- 糖尿病のヒト
- 網膜中心動脈閉塞症
- 眼底出血

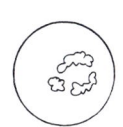
黄斑のあたりに妙なモコモコが多発

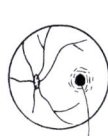
なぜか穴が!!

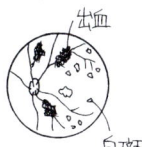
出血 / 白斑

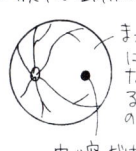
まっ白になってるのに中心窩だけまっ赤!!なまま(cherry red spot)
たいへん!!動脈つまってる!!

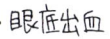
コレとか コレとか

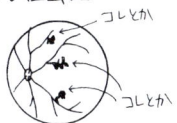
- 出血傾向↑の病気
- 白血病
- 感染性心内膜炎
あたりをcheck

⇒ ヘンな所見があったら迷わず
眼科送り にして眼底の写真を撮りましょう。
⤳ 本気で眼底を見たい時、眼科では

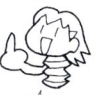
実は眼底は **神経と動脈** が肉眼で見られる唯一の場所です

| 顔の神経のみかた | 体の神経のみかた | 筋肉のみかた(MMT) | 体の感覚 | 腱反射 | 死亡確認 |

024

```
┌ ① 瞳孔を クスリで 散大させて
│   (散瞳薬を使う。禁忌に注意!!)
│ ② 部屋を 真っくら にします
└ ③ 写真をとります
```

※キンキ（やっちゃだめ）
・狭隅角緑内障
・瞳孔の反応
 （のびちぢみ）が
 むしろ見たい時

ちなみに左目は……とってもやりにくい

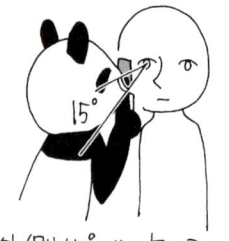
外側15°から攻めるので
右目は見やすいけど

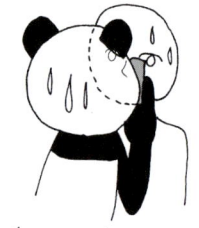
左目はすごく見にくい

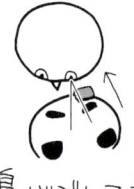
正直 気まずい 距離です

鼻がジャマだし
キスの角度みたい

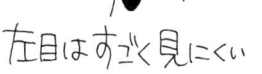
よって!! 患者さんの **左目** を見る時は
左手 で眼底鏡をもって
左目 でのぞきこみましょう

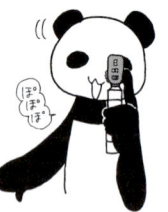
利き手じゃない＆
利き目じゃないので
最初はすごーーく
やりにくいと思います
地道に練習しよう!

※見えないよー!!

原因①　たいていピントが合ってません
　→ ダイヤルを人さし指でガチャガチャと回ろう!

患者さんが近視か遠視
かもしんないしね!

原因②　何かが見えていてもそれが「何か」をわかってないことが多い

原因③　とにかくまぶしい! 患者さんに「やめてくれー」って言われちゃう
　→ 瞳孔がどーしてもちぢんじゃうのでますます見づらくなります
　→ よって、長時間はできません。素早くできるように練習だ!

原因④　恋愛関係でもないとありえない近さなのーー♡♡気まずいー♡♡
　→ 1人じゃ練習もできない手技だから、家族・恋人・(同性の)友人に
　　必死にお願いして、目を貸してもらおう!!

③視野

よーするに見えているハンイです。

「視野が狭くなってる」のは自分では気付かないもの

視野は半分に割ったボールのようなもの

頭を動かさない＆眼球を動かさない時のナチュラルな視野はこんなもん

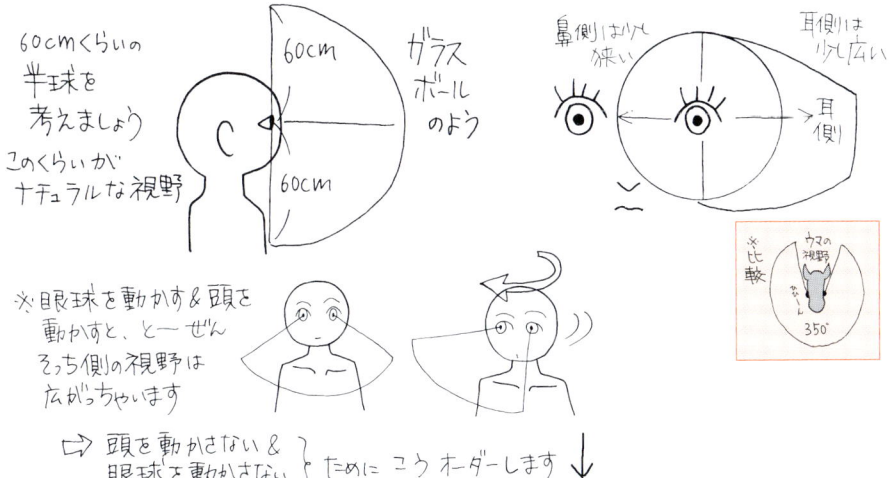

※比較 ウマの視野 350°

※眼球を動かす＆頭を動かすと、とーぜん そっち側の視野は広がっちゃいます

⇨ 頭を動かさない＆眼球を動かさない } ために こうオーダーします ↓

① 80cmくらい離れて向かいあって座ろう

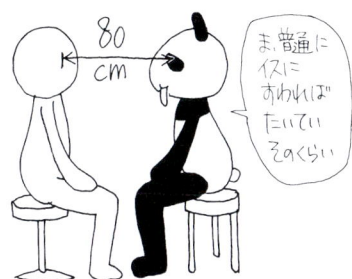

ま、普通にイスにすわればたいていそのくらい

② お互いに向きあった目を見て もう片方は手で隠す

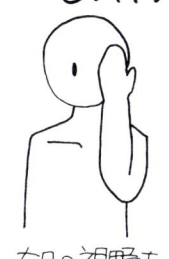

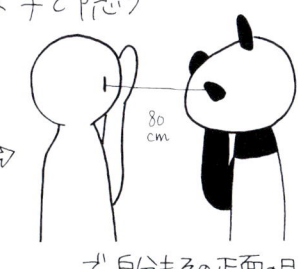

右目の視野をみたいなら → 左目をかくしてもらう

で、自分もその正面の目（この場合）右をかくす

③ この状態で

「私のこっちの目をずーーっと見てて下さい　目は動かさないで下さいねー」

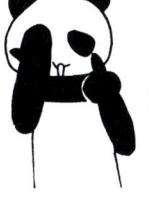

と言いましょう

④ 視野欠損は

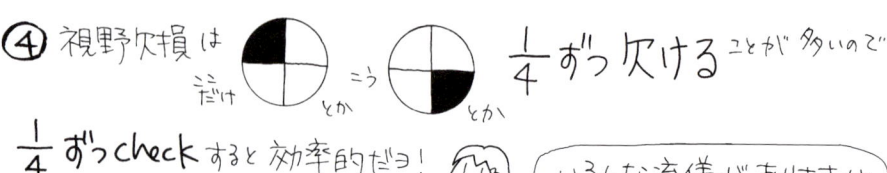

だけ
とか
こう
とか

1/4ずつ欠けることが多いので

1/4ずつcheckすると効率的だヨ!

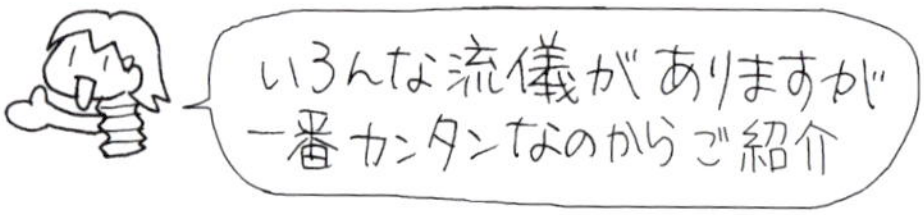

いろんな流儀がありますが一番カンタンなのからご紹介

さいしょは大ざっぱに一番カンタンなの

⑤ 患者さんの耳のま横60cmで指をヒラヒラする

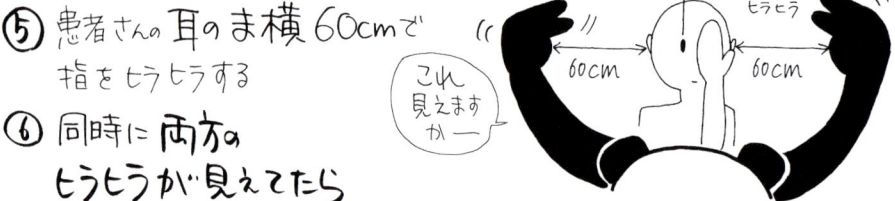

⑥ 同時に両方のヒラヒラが見えてたら視野は正常

これ見えますかー
ヒラヒラ
60cm
60cm

⑦ 見えてないようだったら と言いながら 片方ずつ中心に近付けていく

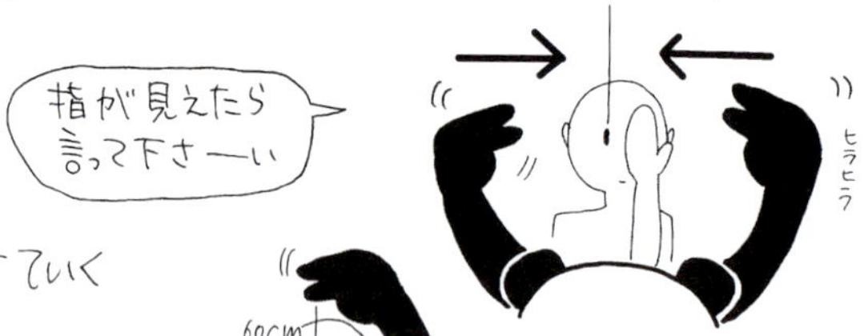

指が見えたら言って下さーい
ヒラヒラ

⑧ 上下60cmでも試しましょう

60cm
60cm

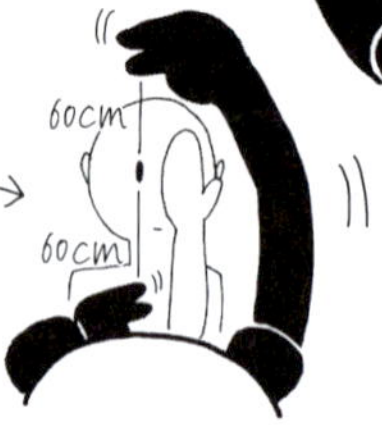

もう少し細かいの

⑤から 指を 1本 2本 5本 のどれかにして

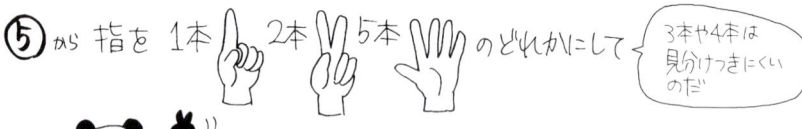

3本や4本は見分けつきにくいのだ

⑥

自分にも見えないくらいのななめにスタンバイ

腕をのばせるだけ ななめにのばすと いいかんじ

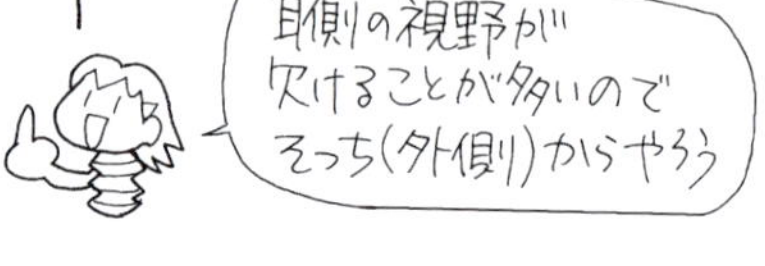

耳側の視野が欠けることが多いのでそっち(外側)からやろう

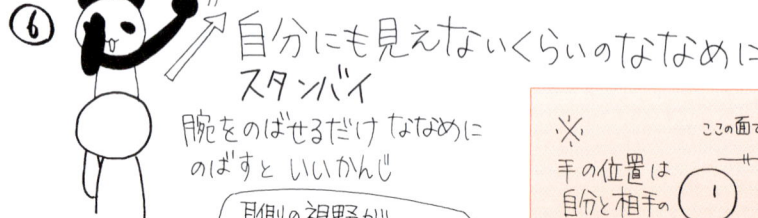

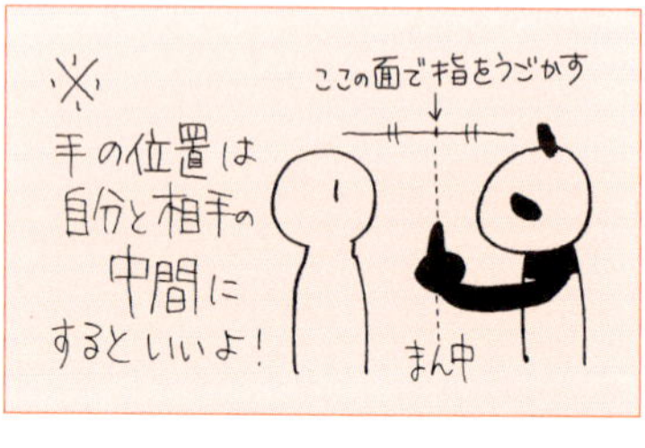

※
手の位置は自分と相手の中間にするといいよ!
ここの面で指をうごかす
まん中

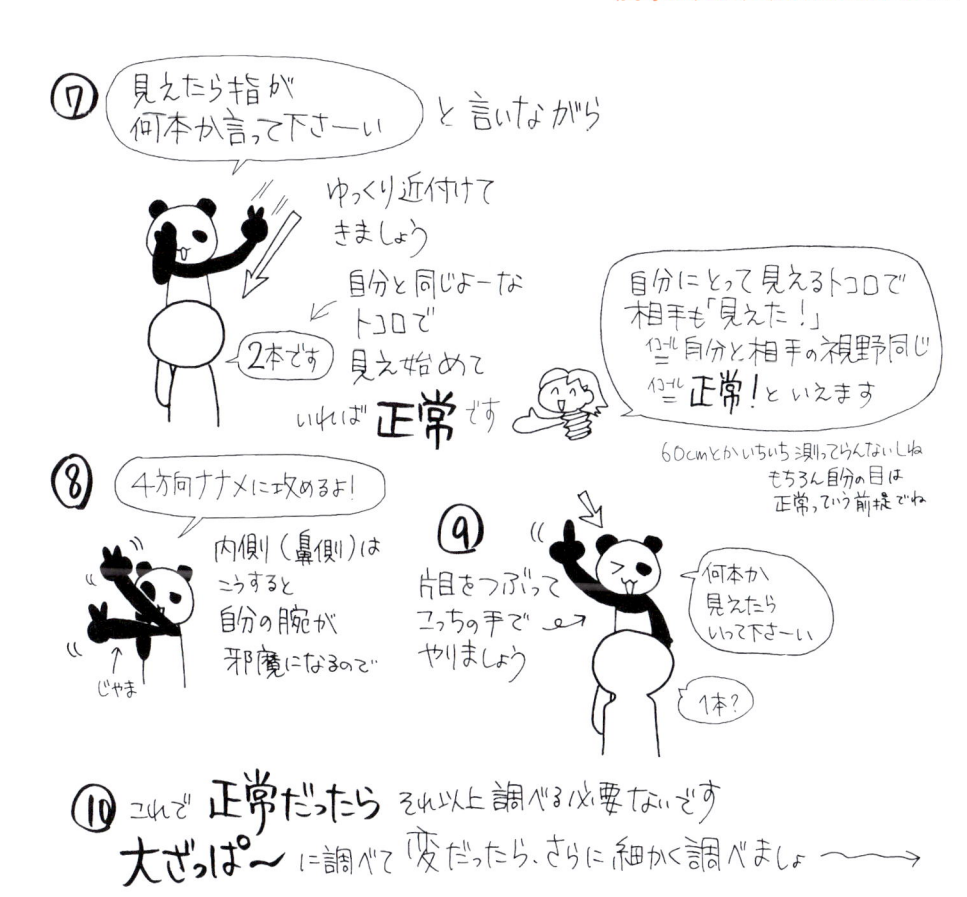

⑦「見えたら指が何本か言って下さーい」と言いながら

ゆっくり近付けてきましょう

自分と同じよーなトコロで見え始めていれば**正常**です

「2本です」

自分にとって見えるトコロで相手も「見えた！」イコール 自分と相手の視野同じ イコール **正常！** といえます

60cmとかいちいち測ってらんないしね
もちろん自分の目は正常、っていう前提でね

⑧「4方向ナナメに攻めるよ！」
内側（鼻側）はこうすると自分の腕が邪魔になるので
↑じゃま

⑨片目をつぶってコッチの手でやりましょう
「何本か見えたらいって下さーい」
「1本？」

⑩これで **正常だったら** それ以上調べる必要ないです
大ざっぱ～に調べて 変だったら、さらに細かく調べましょう →

※ **視野が狭そうだったら、より細かく。正確に。**

⑪ 小さい視野欠損を調べるには 5mmくらいの 小さいモノ がいいと言われています。小さくて 赤い物体が一番視野から消えやすいです。

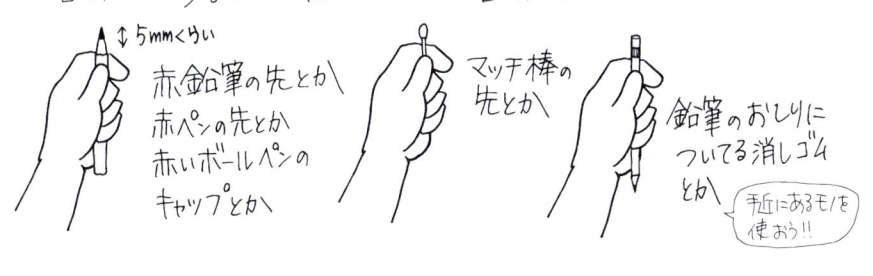

↕5mmくらい
赤鉛筆の先とか\
赤ペンの先とか\
赤いボールペンのキャップとか\

マッチ棒の先とか\

鉛筆のおしりについてる消しゴムとか\

「手近にあるモノを使おう!!」

⑫

やっぱり自分の目を見ててもらって

⑬

目のトコロに対照物をあわせて

⑭ ななめ4方向について同様にやりましょう

※ちなみに… 誰にでもあるナチュラルな盲点(マリオット盲点)

耳側15°のトコロにあります

ちょうど視神経が入るトコロは網膜がない＝見えない盲点

〜みつけ方〜

1. 片目をつぶって
2. 開いてる目側の腕をピンとのばす
3. 親指を自分の視野のまっすぐ正面ド真ん中にする
4. 親指の爪(視野の真ん中ね)を集中して見ていると
5. 小指の先がよく見えないハズ!!

→ これがマリオット盲点

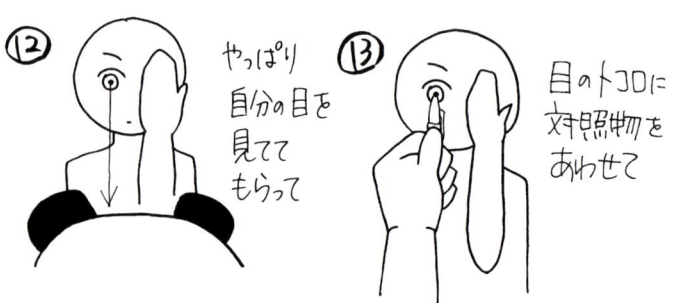

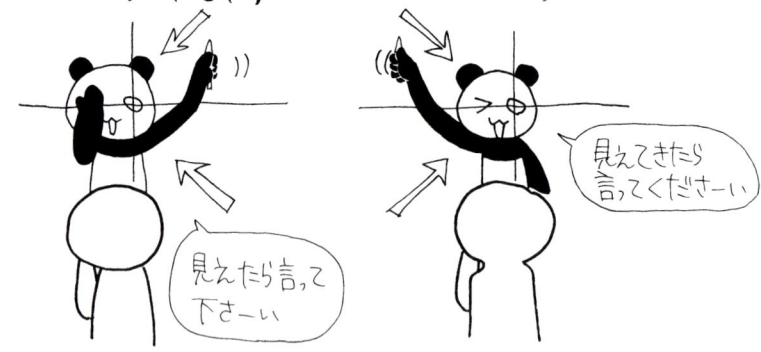

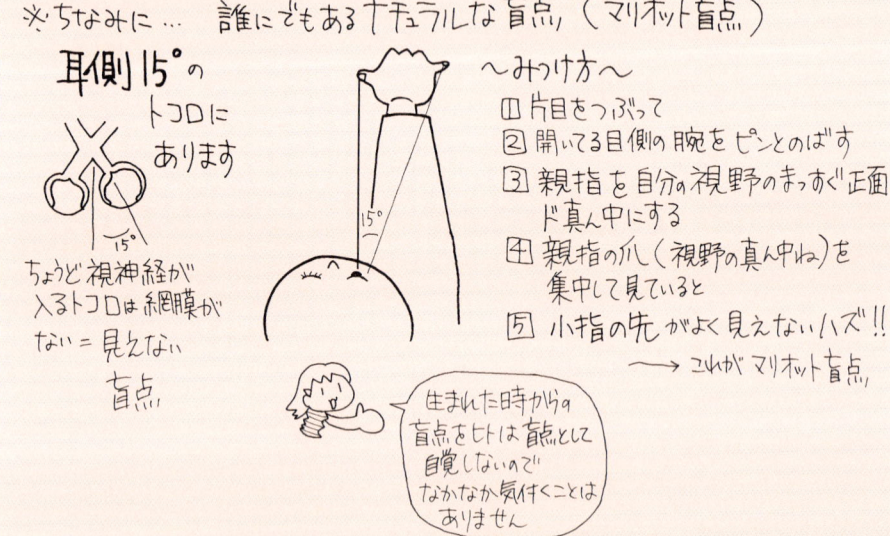

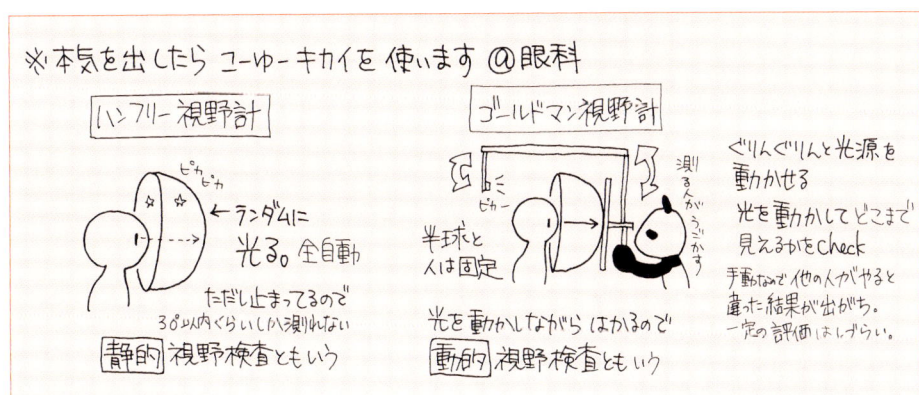

④視力

もちろん 本気出すなら みんな知ってる コレ →
だけど そんなん 眼科にしかないわ。

正式名称「ランドルト環」
C ← 5m離れて

普通は 1番上のCが視力=0.1
1番上のCすら見えなかったら
どんどん近付いていく

1番上のCのすきまが見えた時のキョリ	視力
5m	0.1
4m	0.08
3m	0.06
2m	0.04
1m	0.02
0.5m	0.01

普通の外来では
新聞とか雑誌を
30cmくらいの距離で
読んでもらう

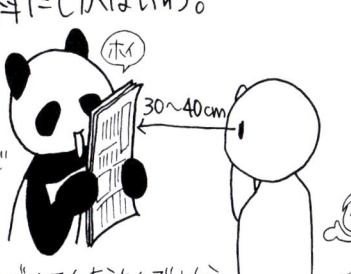
ホイ
30〜40cm

ふだん使ってる眼鏡は
使ってもらおう
矯正視力でいいんだよ〜

大ざっぱなスクリーニングはこんなもんで十分

⇩ これがダメなら

指数弁（しすうべん）

✌ 何本ですかー
指の本数をあててもらう

あてられなかったら10cmずつ近付く
例えば20cmのトコロで
答えられたなら
「20cm指数弁」てぃう

⇩ ダメなら

手動弁（しゅどうべん）

ヒラヒラ
コレ見えますかー
手のヒラヒラが
見えるか？

⇩ ダメなら

光覚弁（こうかくべん）

ピカーッ
ペンライト入れて
光が見えるか？

これでダメだと「光覚弁なし」と表現します

これつまり 盲（もう）
（まったく何も見えていない状態）

〜眼球運動〜

- Ⅲ 3番・動眼神経
- Ⅳ 4番・滑車神経
- Ⅵ 6番・外転神経

この3つで目玉をクルクルうごかすよ!!

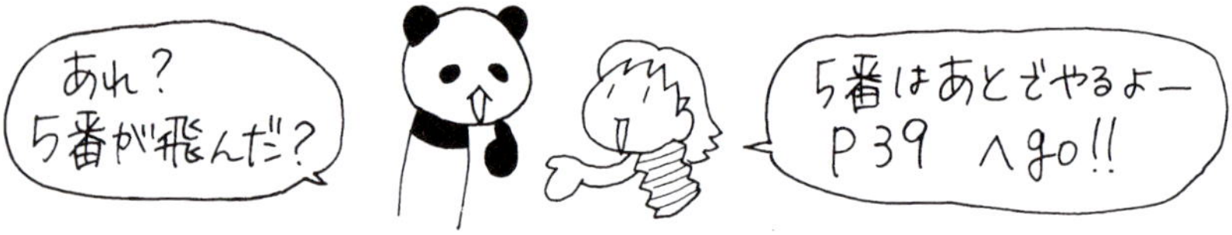

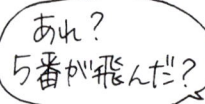
あれ？5番が飛んだ？

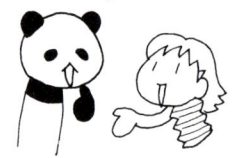
5番はあとでやるよー P39 へgo!!

※目玉のうごきをcheckしよう

やることは**カンタン**で

① これまでと同じよーに正面にすわって
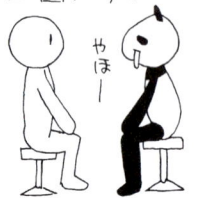

② 指を1本
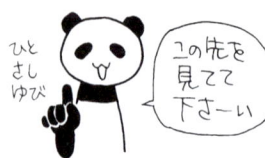
ひとさしゆび／この先を見てて下さーい

もちろんペン先とかペンライト（光らせてない状態）でもいいです ←ここ

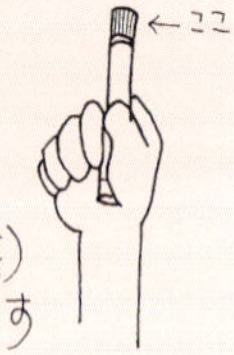

③ 「頭を動かさずに目だけでこれを追って下さーーい」と言う
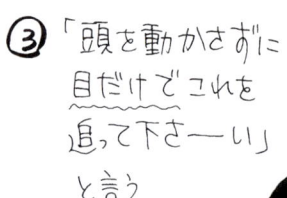
まん中から

④ まずはヨコに
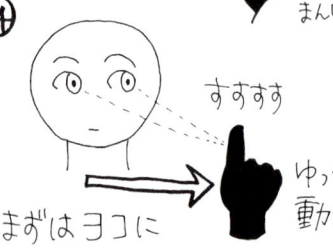
すすすす／ゆっくり動かす

⑤ ここで頭がうごいちゃうようだったらもう片方の手で頭を固定しましょう
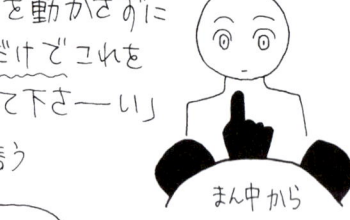
おっと

目がうまく動かない人ほど頭を動かしがち

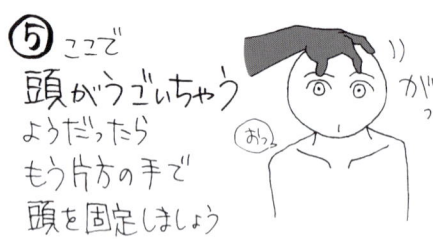
マユもあたりをおさえると目が上に行った時の動きをまぶたを上げて見られるので便利だよー

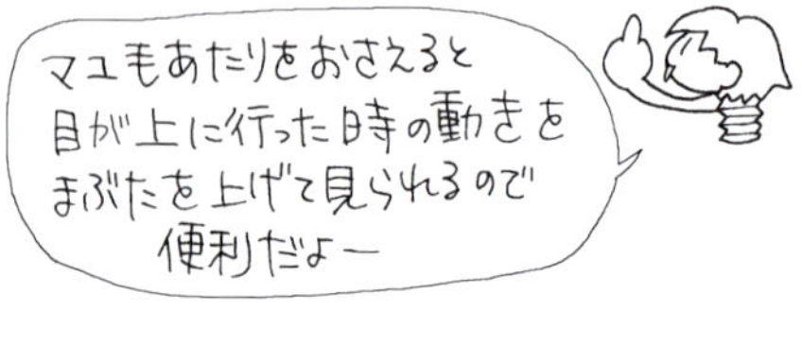

ねじ子のぐっとくる脳と神経のみかた 031

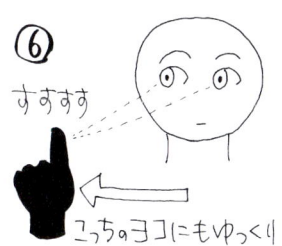
⑥ すすす こっちのヨコにもゆっくり

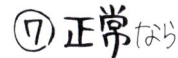
⑦ 正常なら
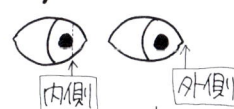
内側 / 外側
黒目(瞳孔)が涙点までとどく
寄った外側に白目が残らない(のこると異常)

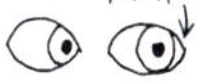

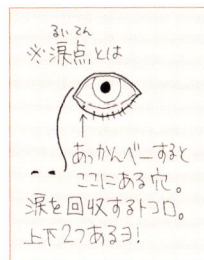
※涙点とは
あっかんベーするとここにある穴。涙を回収するトコロ。上下2つあるヨ!

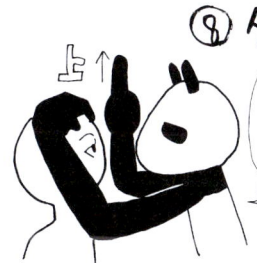
⑧ タテ方向にも
きちんとまぶたが上がるかどうかもcheck
眼瞼下垂だと上がりにくい

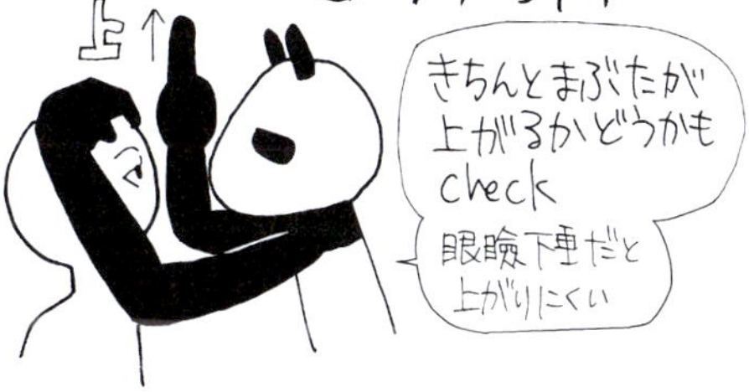

⑨ 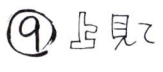 見て 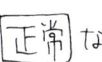なら
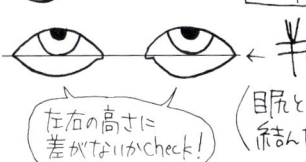
← 半分
(目尻と目頭を結んだ線)
より上にいく
左右の高さに差がないかcheck!

⑩ 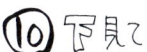 見て
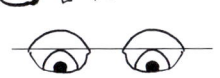
正常なら半分より下に行く

⑪ より目
まん中に指を立てて近付けていく
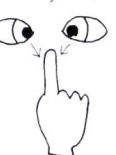
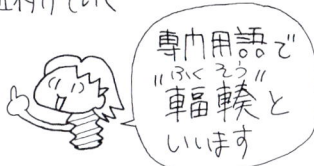
専門用語で"ふくそう"輻輳といいます
で、普通はオシマイ。

普通は ↕↔ タテヨコ4方向 プラス より目 で十分です。これで なんか変 だったら、さらに追加で以下をcheckだ!! ↓

大きなHの字を指でかくよ。え?まじで?

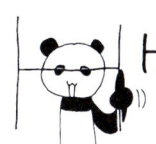 Hの字をかくように
↑↔↑ こう! 指をうごかす
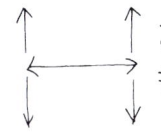
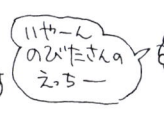 いやーんのびたさんのえっちー

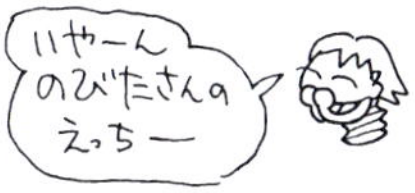

← 真横に → 目玉を動かしてから、 上↑下↓ に行かせるのがポイントです。

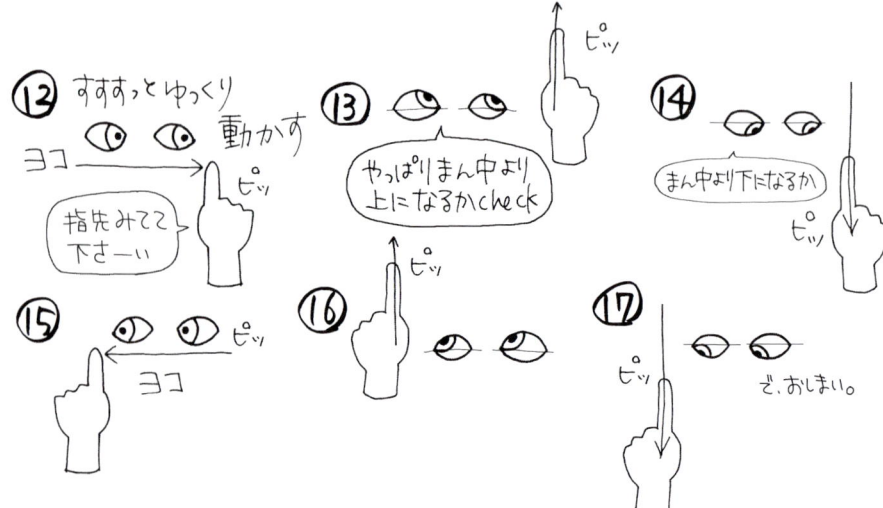

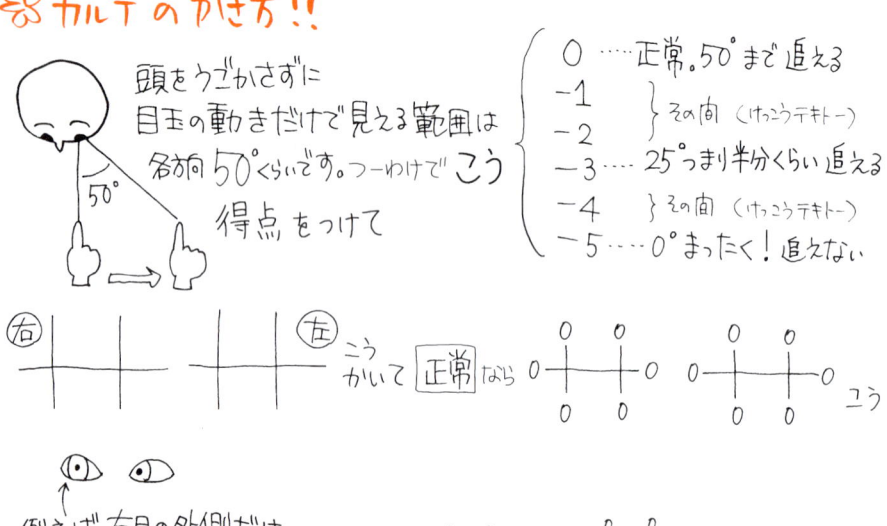

～おまけ。なんで目玉をHに動かすの？～

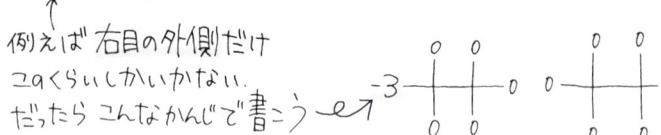

ここからはちょっと解剖のおはなし。

いろいろ書きますが ここからはちょっと むずかしい＆細かいので ここからの2ページは 読み飛ばしてもいいです

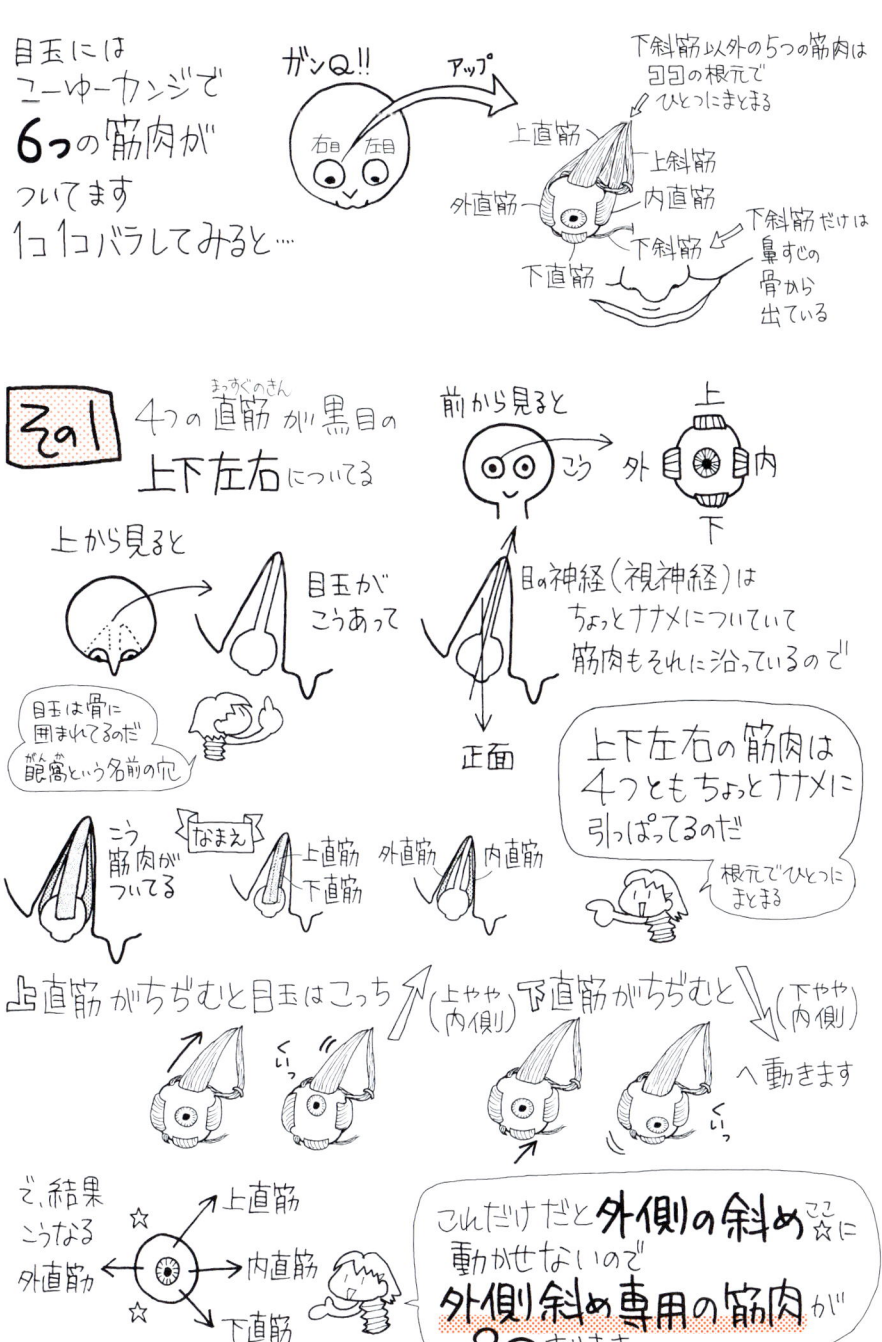

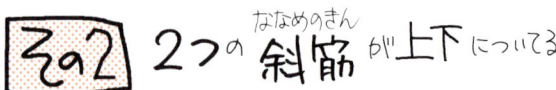

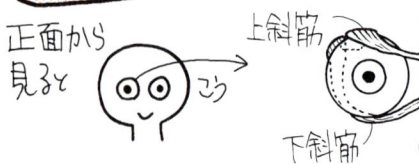 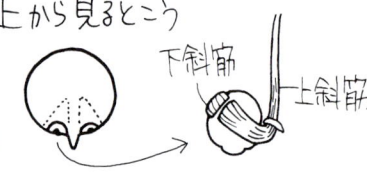

その2 2つの斜筋が上下についてる

正面から見ると → こう
上から見るとこう
上斜筋／下斜筋

ポイント1 上斜筋は
- 上直筋の下をくぐる
- 滑車みたいにここ★にひっかかってから前方にひっぱるシステム

（だからこの筋肉を動かす神経は滑車神経って名前がついてます）

- 筋肉が目玉の後ろがわにななめについてる

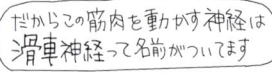
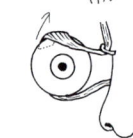

真上から見ると 上直筋 上斜筋 ★

上斜筋がちぢむと
目玉のうしろ側をななめ上へなめるように上げていくので
目玉はこっち（下やや外側）

ポイント2 下斜筋は・滑車システムなし
- この筋だけは鼻の横から出ている
- 眼球の下をくぐって眼球の上のほうに着地

（下斜筋という名前なのに……）

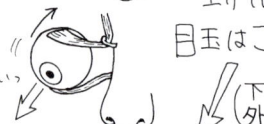

下斜筋がちぢむと
目玉のうしろ側をななめ下へなめるように下げていくので
目玉はこっち（上やや外側）

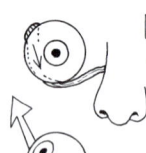

まとめるとユーユーカンジで目玉は動いてます

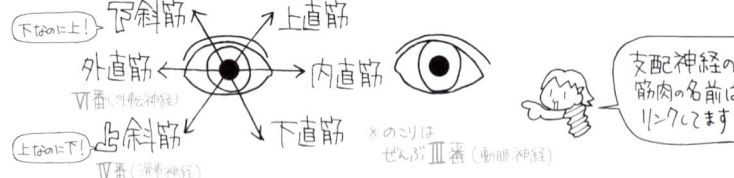

下なのに上！ 下斜筋 上直筋
外直筋 内直筋
上なのに下！ 上斜筋 下直筋
Ⅵ番（外転神経） Ⅳ番（滑車神経）
×のこりはぜんぶⅢ番（動眼神経）

支配神経の名前と筋肉の名前はちゃんとリンクしてます

よって正確に神経や筋を見たかったらナナメ方向もcheckが必要になるわけです。……とここまでは **解剖の世界** のお話。
解剖や神経生理の教科書では確かにこう書いてあります。

🌼 あれ？なんか他の教科書と違くね？

でも!! 臨床の教科書（眼科や神経内科や診断学）ではこう書いてあるのです!!

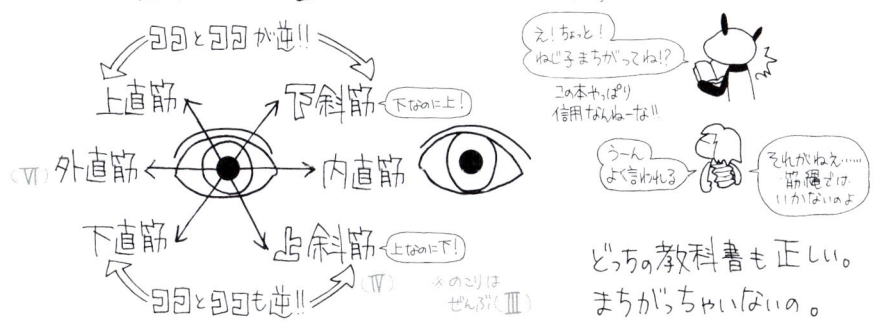

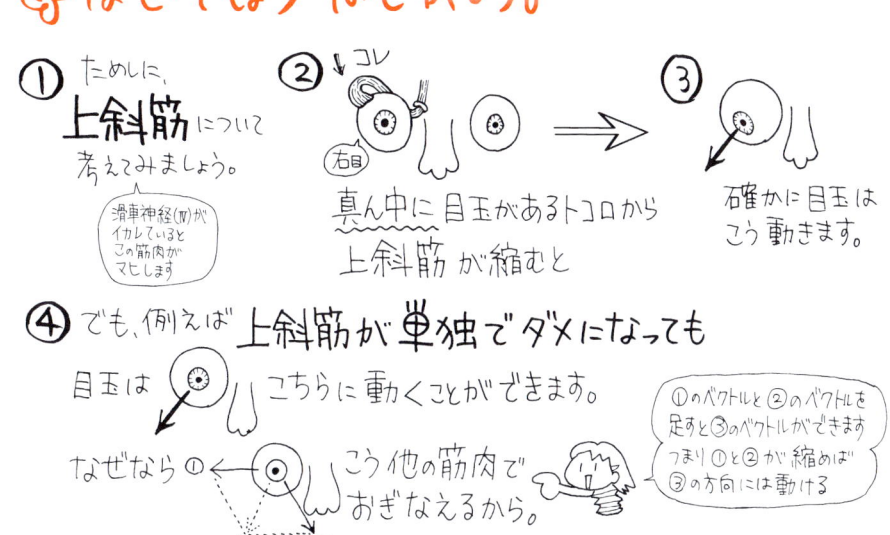

包包と包包が逆!!
上直筋 ←→ 下斜筋 （下なのに上!）
(VI) 外直筋 ←→ 内直筋
下直筋 ←→ 上斜筋 （上なのに下!）
包包と包包も逆!! のこりはぜんぶ(III) (IV)

え！ちょっと！ねじ子まちがってね!?
この本やっぱり信用ならねーな!!

うーん、よく言われる

それがねぇ……筋縄ではいかないのよ

どっちの教科書も正しい。まちがっちゃいないの。

🌼 なぜでしょう なぜかしら。

① ためしに、**上斜筋**について考えてみましょう。
   滑車神経(IV)がイカレているとこの筋肉がマヒします

② ↓コレ 真ん中に目玉があるトコロから **上斜筋**が縮むと （右目）

③ → 確かに目玉はこう動きます。

④ でも、例えば**上斜筋**が**単独**でダメになっても
   目玉は ↙ こちらに動くことができます。
   なぜなら ① ← ③ ② こう他の筋肉でおぎなえるから。

   ①のベクトルと②のベクトルを足すと③のベクトルができます
   つまり①と②が縮めば③の方向には動ける

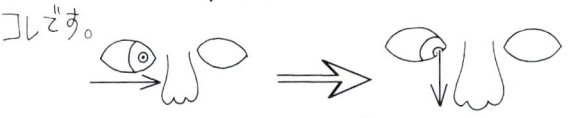

⑤ 実は上斜筋が**単独**でやられた時に**できなくなる動き**はコレです。
   目を内側によせた**あとで!!** 下に動かす。
   これが唯一できなくなります。

| 顔の神経のみかた | 体の神経のみかた | 筋肉のみかた(MMT) | 体の感覚 | 腱反射 | 死亡確認 |

⑥ よってさっきやったHのうち ㋑㋺ をやると → 上斜筋がダメになったか どうかを check できます。

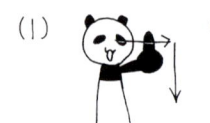

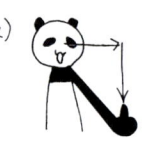

(1) (2)

目玉を内側にやって― からの― 下げる!!

- できない → 上斜筋がダメ
  → たぶん滑車神経がダメ

眼球を下転させるお仕事は、下直筋と上斜筋の両方でやっています。

内転(より目)させると、「下転する」お仕事を下直筋がお手伝いできなくなり、唯一「上斜筋」のみでのお仕事になります。

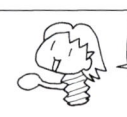

他の筋肉にはお手伝いできません。

[正面から] 上斜筋 下直筋 [より目から] これのみ / こっちできない

⑦ 同様に

外むいてからの― 下!!

下直筋 が 単独でダメになった時に 唯一できなくなる動き

⑧ 内むいて からの― 上!

下斜筋 が 単独でダメになった時に 唯一できなくなる動き

⑨ 外むいて からの― 上!!

上直筋 が 単独でダメになった時に 唯一できなくなる動き

⑩ 以上をまとめると こんな かんじ

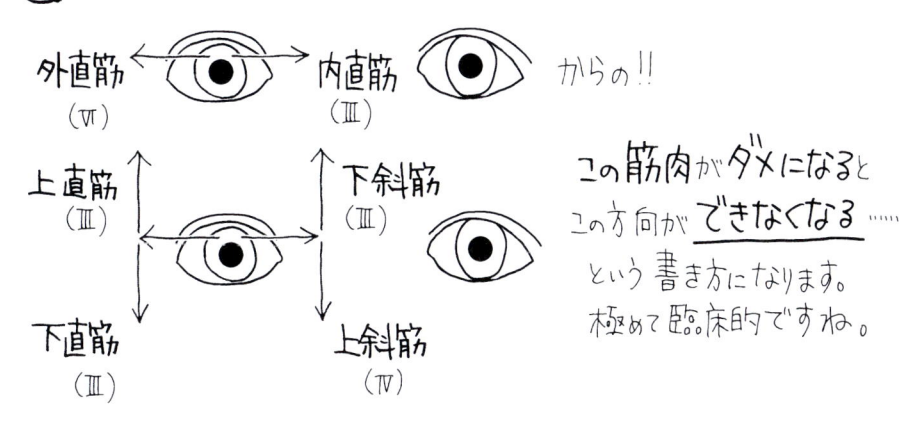

外直筋（Ⅵ） ← → 内直筋（Ⅲ）　からの!!

上直筋（Ⅲ）　下斜筋（Ⅲ）

下直筋（Ⅲ）　上斜筋（Ⅳ）

この筋肉がダメになると この方向が **できなくなる**……
という書き方になります。
極めて臨床的ですね。

この ⊙→ 横からの下!! という動きを
簡略化して
⊙↘ 斜めに表現すると
こうなります。 →

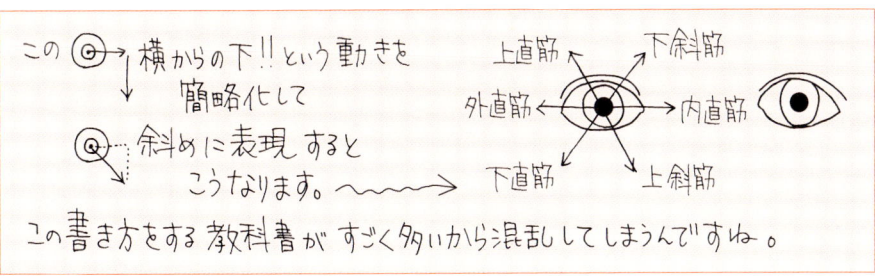

上直筋　下斜筋
外直筋 ← → 内直筋
下直筋　上斜筋

この書き方をする教科書がすごく多いから混乱してしまうんですね。

✿ 以上をふまえて！ただHの字をかきましょう！

やることは簡単。

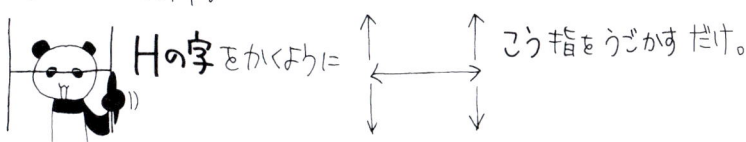

Hの字をかくように ↑　↑ こう指をうごかすだけ。
　　　　　　　　← →
　　　　　　　　↓　↓

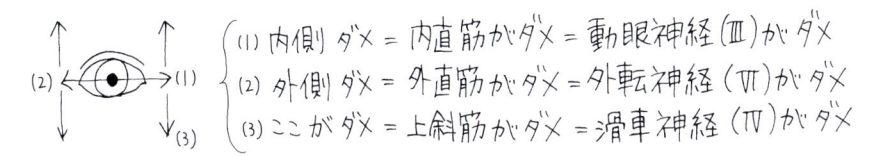

(2)← 👁 →(1)
　　 ↓(3)

(1) 内側ダメ = 内直筋がダメ = 動眼神経（Ⅲ）がダメ
(2) 外側ダメ = 外直筋がダメ = 外転神経（Ⅵ）がダメ
(3) ここがダメ = 上斜筋がダメ = 滑車神経（Ⅳ）がダメ

ということになります。どちらにしろ
目の動きが変だったら 頭のCT or MRI ─┬─[病変あり]→ 神経内科
　　　　　　　　　　　　　　　　　　└─[病変なし]→ 眼科　へ相談しよう。

～おまけの眼位 よーするに目玉の位置ね！～

脳におかしなことがおこってると **ナチュラルにどっちか見てる** 状態になることがあります。

@さっきの動眼神経(Ⅲ)マヒ
- まぶた下がる
- ちょっと外斜視ぎみになる

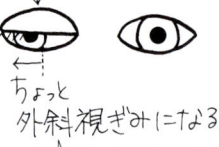

> 動眼神経(Ⅲ)は まぶたを上げるキンニク（上眼瞼挙筋）も支配してるので眼瞼下垂になります

> 内転させる筋肉（内直筋）が動眼神経支配のためマヒしちゃう → 外側にひっぱられる

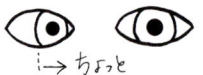

@さっきの外転神経(Ⅵ)マヒ
→ ちょっと内斜視ぎみになる

> 外転させる筋肉（外直筋）が外転神経支配のためマヒしちゃう → 内側にひっぱられる

> ちなみに滑車神経(Ⅳ)の単独のマヒはめったにありません。あたしも上斜筋と滑車神経を書いておいてなんですが……

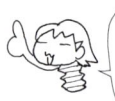

@共同偏視
どっちの目も同じ方向を向いちゃってる

脳みその左右どちらかのみでやばいことが起こってる状態

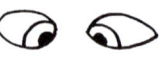

@視床の目
大脳の中の視床って場所になんか起こってるとこうなる

✿斜視のcheck

お手軽にできる斜視のケンサはこの2つ。子供の斜視を健診で見付けるのにとっても便利！

> 非常によくある
> 程度によってはメガネで治したりOPEしたりするので眼科へご紹介

1 ペンライトで照らすだけ！
（Hirschberg test ヒルシュベルグテスト ともいいます）

(1) 正面のペンライトを見てもらう
　　33cmくらいはなして

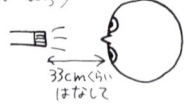

(2) 瞳孔のまん中で光が反射してれば正常

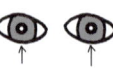

内斜視 反射光が外側にずれてる（瞳孔の外になることもあり）

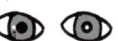

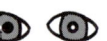

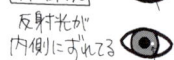

外斜視 反射光が内側にずれてる

2 カバー・アンカバー・テスト

(1) 指を見ててもらって

(2) ぱっとはずす
こっちの眼球が動かなければ正常
動きすぎると斜視

〜お顔のカンカク〜

✳︎三叉神経 Ⅴ 5番です

顔の感覚は
三叉神経（脳神経の5番）です
文字通り **3つ** に分かれています

⇒ **左右3ヶ所ずつ**ツンツンして check します

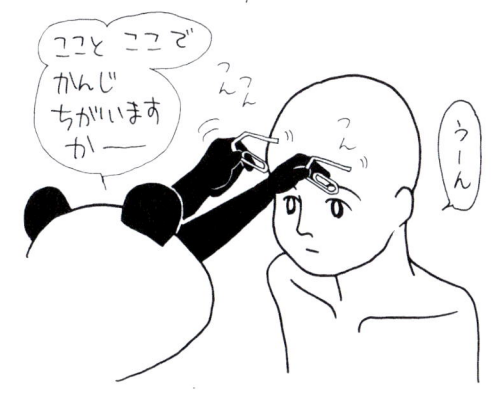

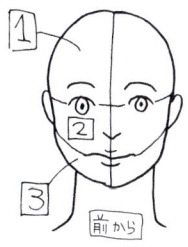

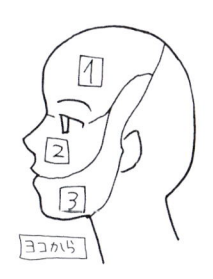

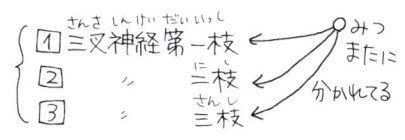

```
1 三叉神経第一枝 ┐
2  〃   第二枝 ├ みつまたに分かれてる
3  〃   第三枝 ┘
```

感覚を表現するのは難しいので
左右差を聞きましょう

⇒ **左と右を比べて**
どっちかが鈍ければ
「おかしいんじゃね？」
⇒ そっちが異常っぽいと
わかります。

「ここと ここで かんじ ちがいますかー」
「んー」
「うーん」

✳︎なんで左右を比べるの？

神経,ってのは 根元はちっちゃくて
末端が長い & 左右にくっきり
分かれています

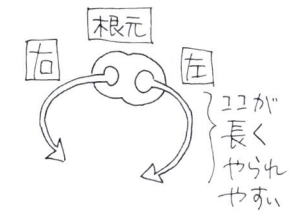

右／根元／左
ココが長くやられやすい

**左右いっぺんにやられることは非常に少ないです &
左右いっぺんにやられてる時は、それどころじゃない。**

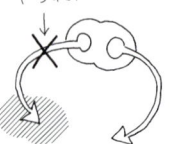

| 顔の神経のみかた | 体の神経のみかた | 筋肉のみかた(MMT) | 体の感覚 | 腱反射 | 死亡確認 |

040

例えばここが やられた
→ 右側だけ おかしくなる

例えばここが やられた
→ 左側だけ おかしくなる

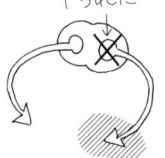

ココ(根元)が 全体的にやられた時は さすがに脳の ダメージが大きすぎて 生命レベルの話になる

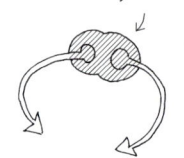

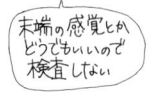

末端の感覚とか どうでもいいので 検査しない

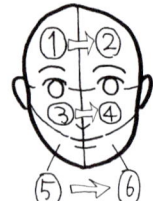

というわけで この順でさわって **左右差**を check しましょう。

①→②
③ ④
⑤ → ⑥

おかしい時は
「左側の 三叉神経第一枝 支配領域の 触覚 鈍麻」とか
「右側の 三叉神経第三枝領域の知覚低下」とか カルテに書きます

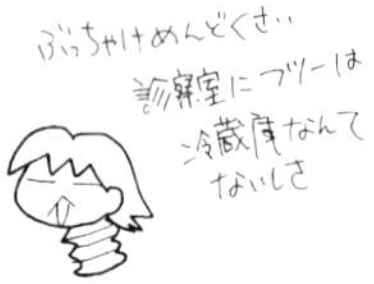

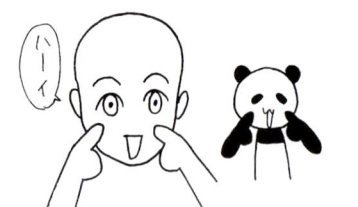

※ツンツンしましょう

これは お顔に限らず

皮膚の感覚 には コの **3つ** があります

|1| 痛覚（つうかく）
|2| 温度覚（おんどかく）
|3| 触覚（しょっかく）

コの2つは だいたい同じ 経路を通ってくるので まとめて「温痛覚」とも 言います

というわけで だいたいは
|1|痛覚と|3|触覚を check しときゃ OK です
|2|は普通はやりません

|2|温度覚はピンポイントに ふれさせられるような 「冷たくて小さいモノ」を 用意しづらいっていう 理由もあります

ぶっちゃけめんどくさい 診察室にフリーザは 冷蔵庫なんて ないし

|1| 痛覚

そ(それ)用の針が いろいろ あります

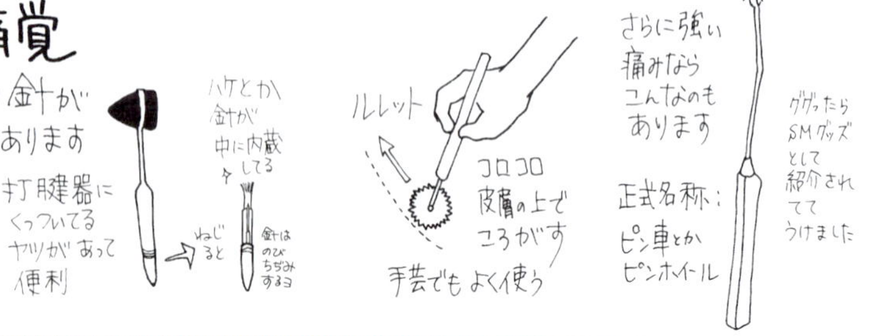

打腱器に くっついてる ヤツがあって 便利

ハケとか 針が 中に内蔵 してる

ねじると 針が のび ちぢみ する

ルレット
コロコロ 皮膚の上で ころがす
手芸でも よく使う

さらに強い 痛みなら こんなのも あります

正式名称： ピン車とか ピンホイール

ググッたら SMグッズ として 紹介され てて うけました

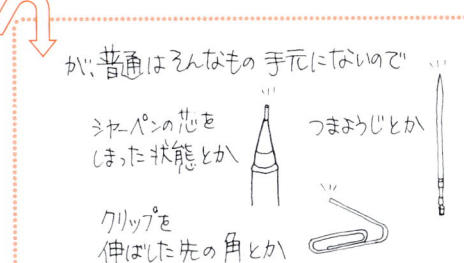

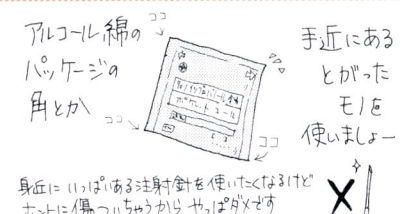

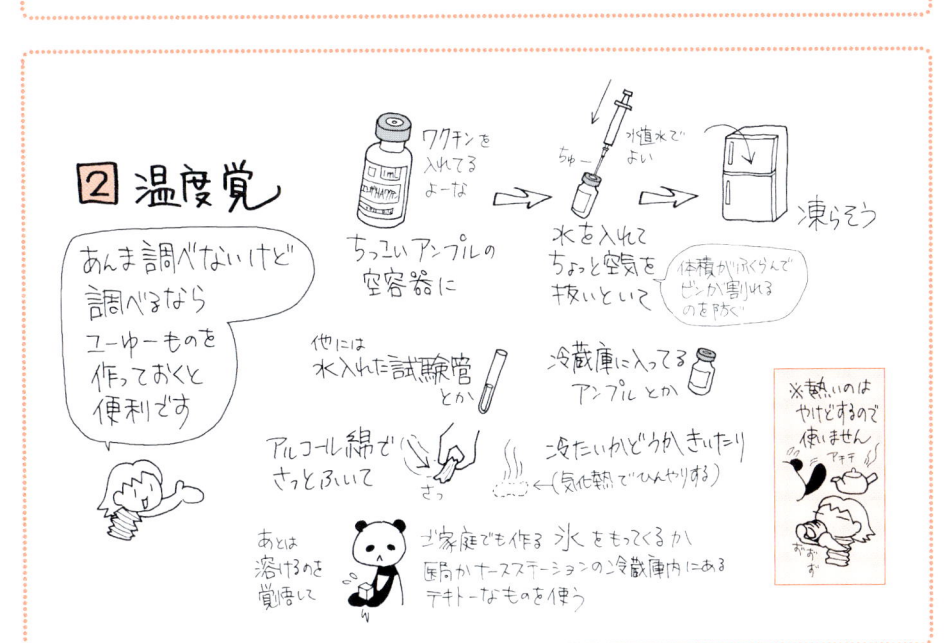

ねじ子のぐっとくる脳と神経のみかた　041

が、普通はそんなもの手元にないので

- シャーペンの芯をしまった状態とか
- つまようじとか
- クリップを伸ばした先の角とか
- アルコール綿のパッケージの角とか
- 手近にあるとがったモノを使いましょー

身近にいっぱいある注射針を使いたくなるけどホントに傷ついちゃうからやっぱダメです ✗

② 温度覚

あんま調べないけど調べるならユーゆーものを作っておくと便利です

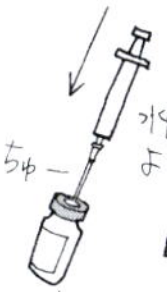

- ちっこいアンプルの空容器に（ワクチンを入れてるよーな）→ 水を入れてちょっと空気を抜いといて（ちゅー、水道水でよい）→ 凍らそう
  - 体積がふくらんでビンが割れるのを防ぐ
- 他には水入れた試験管とか
- 冷蔵庫に入ってるアンプルとか
- アルコール綿でさっとふいて　冷たいかどうかきいたり（気化熱でひんやりする）
- あとは溶けるの覚悟で
- ご家庭でも作る氷をもってくるか医局かナースステーションの冷蔵庫内にあるテキトーなものを使う

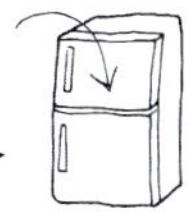

※熱いのはやけどするので使いません

③ 触覚

これまた専用のハケもありますが（正式名称「知覚筆」）まあフツーは手元にないよね

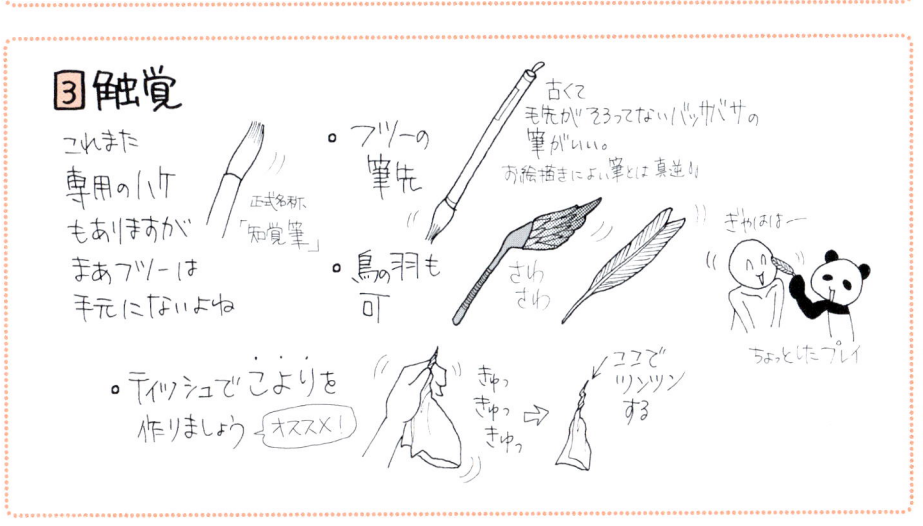

- フツーの筆先
  - 古くて毛先がそろってないバッサバサの筆がいい。お絵描きによい筆とは真逆!!
- 鳥の羽も可　さわさわ
- ティッシュでこよりを作りましょう ◀ オススメ!
  - きゅっきゅっきゅっ → ここでツンツンする

ぎゃはー　ちょっとしたプレイ

042

| 顔の神経のみかた | 体の神経のみかた | 筋肉のみかた(MMT) | 体の感覚 | 腱反射 | 死亡確認 |

〜お顔の筋肉〜

※**顔面神経Ⅶ。7番。**その名の通りカオをつくる

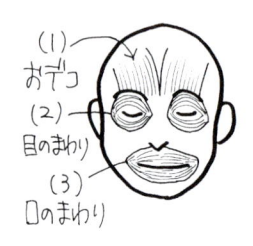

美容雑誌では **表情筋** とも言うね！

顔のキンニクは いろいろあるけど この3つ覚えときゃ必要十分です。

(1) おデコ
(2) 目のまわり
(3) 口のまわり

{
 (1) おデコの筋肉 ： 前頭筋
 (2) 目のまわりの筋肉 ： 眼輪筋 ← コレ
 (3) 口のまわりの筋肉 ： 口輪筋
}

いろいろあるけど 神経的には **上下に分けて** 考えるといいです

※なぜなら、どっちも同じ顔面神経（7番）支配なんだけど ほんの少し違うメカニズムで動いているから。くわしくはP45へ →

ま、それはさておき やることは簡単で

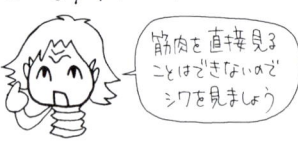

※まずは上半分

① **おデコの筋肉** から

（筋肉を直接見ることはできないのでシワを見ましょう）

何ごとも 上から順番にcheck していくと 見落しが少ないよ！

② 「マユ毛を上げてくださーい」と言って

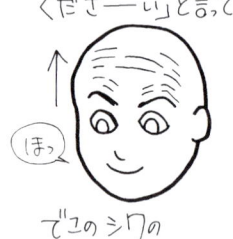

（ほっ）

でこのシワの **左右差** をcheck

③ これで シワが できなかったら **上** を見てもらう

（指先を見てて下さーい）

④ **次に目のまわり**

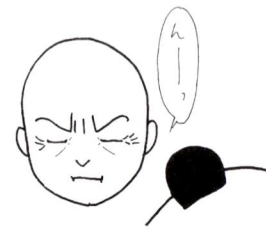

ぎゅー、と目をつぶってもらって

（んー！）

私が無理矢理目を開こうとするので、全力で抵抗して下さい‼

と宣言したのち

ねじ子のぐっとくる脳と神経のみかた 043

⑤ 力くらべ!! まぶたをムリヤリ開こうとしてみましょう

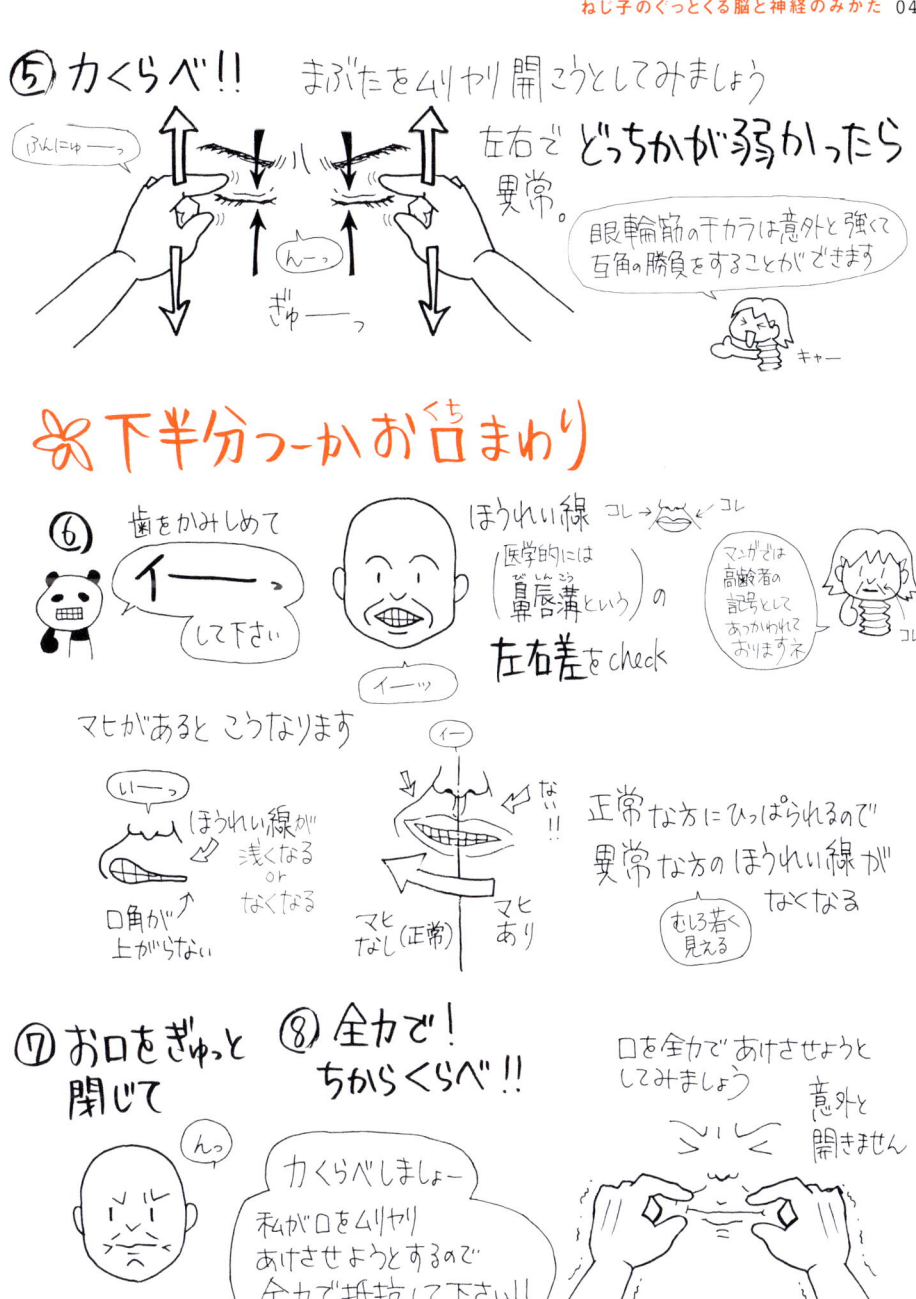

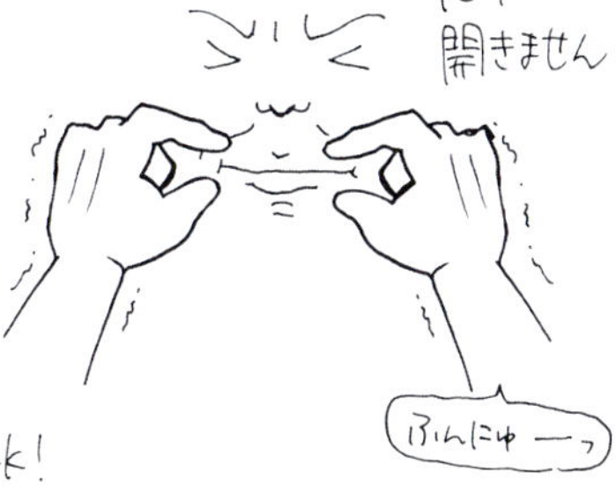

左右でどっちかが弱かったら異常。

「ふんにゅーっ」「ん一っ」「ぎゅーっ」

眼輪筋の手ヂカラは意外と強くて互角の勝負をすることができます

キャー

※ 下半分っーかお口まわり

⑥ 歯をかみしめて イーー して下さい

ほうれい線 コレ→ ←コレ

医学的には(鼻唇溝という)の左右差をcheck

マンガでは高齢者の記号としてあつかわれておりますネ

コレ

イーッ

マヒがあるとこうなります

いーっ
ほうれい線が浅くなる or なくなる
口角が上がらない

イー
マヒなし(正常) マヒあり
な!!

正常な方にひっぱられるので異常な方のほうれい線がなくなる

むしろ若く見える

⑦ お口をぎゅっと閉じて

⑧ 全力で! ちからくらべ!!

口を全力であけさせようとしてみましょう

意外と開きません

んっ

力くらべしましょー
私が口をムリヤリあけさせようとするので全力で抵抗して下さい!!

これまた 左右差を check!

ふんにゅーーっ

これで おしまい♡

044

| 顔の神経のみかた | 体の神経のみかた | 筋肉のみかた(MMT) | 体の感覚 | 腱反射 | 死亡確認 |

☆普通に何もしていない時でもマヒしている時は

顔が左右非対称に
ユーなったりします

よくある顔面神経麻痺の顔

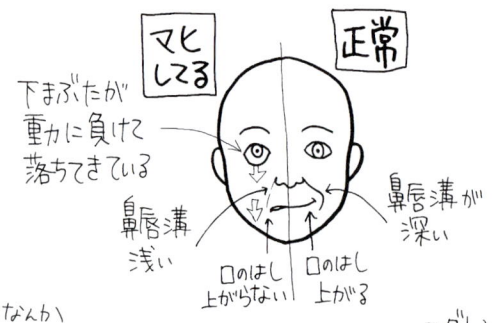

「マヒしてる」／「正常」

- 下まぶたが重力に負けて落ちてきている
- 鼻唇溝 浅い
- 鼻唇溝が深い
- 口のはし 上がらない
- 口のはし 上がる

顔面の左右差っていうのは
普通の人でも（麻痺がない状態でも）
よくあることなので
今、現在進行形の神経麻痺があるかどーか、が一番の問題です。

それを（これまでに書いた方法で）
力くらべして check するのだ！

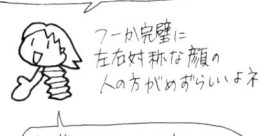

フーが完璧に
左右対称な顔の
人の方がめずらしいヨネ

年輩の方はバイク事故後の
ビートたけしさんを
思いうかべるといいです

なんか全体に重力に負けて下におちてるかんじ → 涙・ヨダレ がダラダラ出っぱなしになる

かるいと（軽度の顔面神経麻痺）

目を閉じた時に見えるマツ毛の長さが違う

マヒ／ふつう

（上手く目を閉じられないので）
マヒしてる方が長く見える

おもいと（重度の顔面神経麻痺）

もう目が閉じられなくなっちゃう
→ **兎眼** といいます。うさぎのめ。
とがん

このままだと乾燥して角膜にも結膜にも
傷がつきまくって下手すると失明しちゃう!! 「たいへん」

※ ねじ子昔話『うさぎのめ』って？

① はるか紀元前のお話。
　古代ギリシャ時代、ウサギは目を閉じずに
　眠ると（なぜか）信じられていました。
　　らんらん

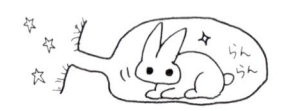

② そこでローマ時代の有名なお医者さんが
　この「目を閉じられない状態」を
　「兎眼」と名付けました。

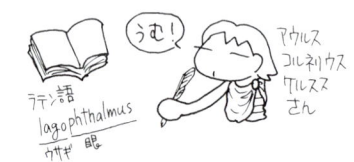

うむ！
ラテン語 lagophthalmus
ウサギ 眼

アウルス
コルネリウス
ケルスス
さん

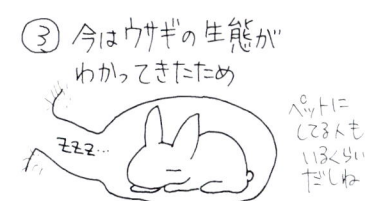

③ 今はウサギの生態が わかってきたため
ペットにしてる人もいるくらいだしね
ZZZ...
実はウサギは目を閉じてねる
ってことがわかってます

④ よってこのネーミングは嘘八百 だったわけですが、一回ついた病名は変わりようがないのか、2000年間「ウサギの目」と世界じゅうで言われております。おそらく今後もずっと。
めでたし めでたし。

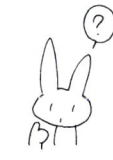

☆オマケ。顔面神経checkが上下別なワケ

完全にオマケ＆難しくて専門的な話なので スルーしてもかまいません

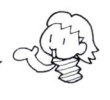

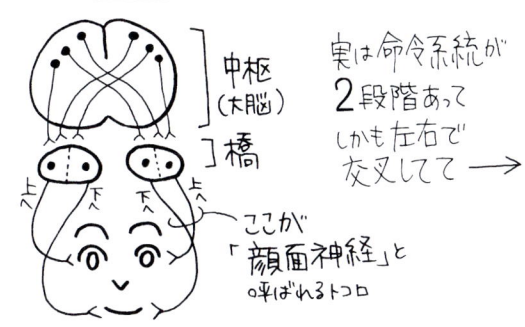

実は命令系統が2段階あって しかも左右で交叉してて

ここが「顔面神経」と呼ばれるトコロ

[中枢（大脳）／橋]

シンプルに言うと
- 顔のキンニクの上半分だけは左右両方の大脳からオーダーが入る
- 下半分は左右の片側のみ（対側）からオーダーが入る

例えば 片方の大脳が死んだ（脳梗塞など）時.
- 上半分は（もう片方が生きてるので）ほとんど変化がない。
- 下半分は死んだ脳の反対側（右脳が死んだなら、左の口の筋肉）の筋力が低下して、マヒが出る。

というわけで、中枢（大脳・橋）がやられてるのか
末梢（顔面神経）がやられているのか
の判断が（ある程度）できます。

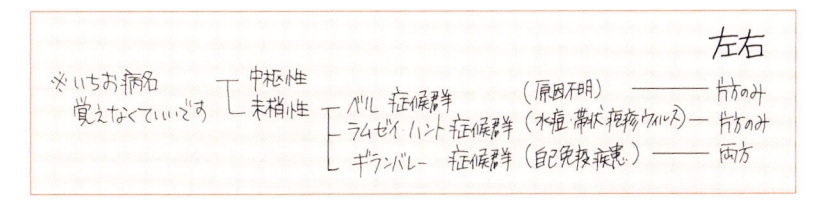

※いちお病名 覚えなくていいです

- 中枢性
- 末梢性
  - ベル症候群　　　　　（原因不明）　　　　　　　片方のみ
  - ラムゼイ ハント症候群　（水痘・帯状疱疹ウィルス）　片方のみ
  - ギランバレー症候群　　（自己免疫疾患）　　　　両方

左右

| 顔の神経のみかた | 体の神経のみかた | 筋肉のみかた(MMT) | 体の感覚 | 腱反射 | 死亡確認 |

046

〜聴力〜 聴神経ⅧつまりきくちからⅧ

内耳神経ともいいます

いちばんカンタンなやり方

① **指をこする音** がいいです

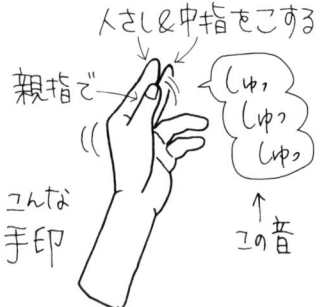

人さし＆中指をこする
親指で
しゅっしゅっしゅっ
こんな手印
↑この音

② **耳の近くにもっていって**

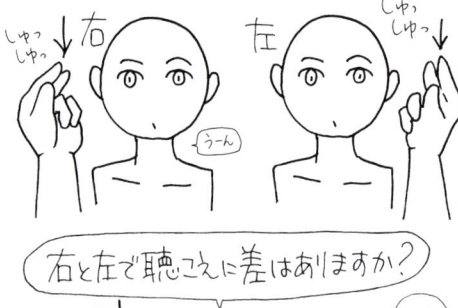

しゅっしゅっ ↓右　　左　しゅっしゅっ↓

うーん

右と左で聴こえに差はありますか？

③ **左右差**があったり よくきこえなければ **さらに細かく調べる**

いつも通り!!

音叉もってこよう

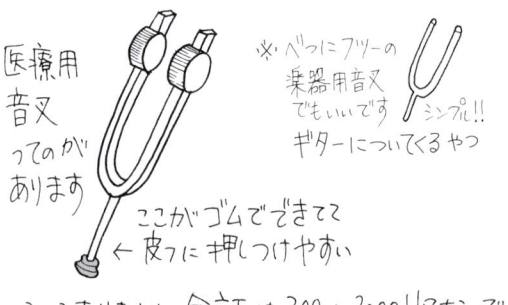

医療用音叉 ってのがあります

※べつにフツーの楽器用音叉でもいいです シンプル!! ギターについてくるやつ

ここがゴムでできてて ←皮フに押しつけやすい

※フツーの音叉の使い方
ポンとたたいて　中が空洞なものにくっつけると
ポン
♪
ラの音がひびく

- いろいろありますが 会話は 300〜3000 Hz なので
そのハンイに入ってる 512 Hz や 1024 Hz あたりの音叉を使うと効果的

- あんまり強くたたく必要はありません

難聴の検査なんだしネ!!

耳を10cmくらいまで近付けたら ホワ〜ンと響いてくるくらいで十分

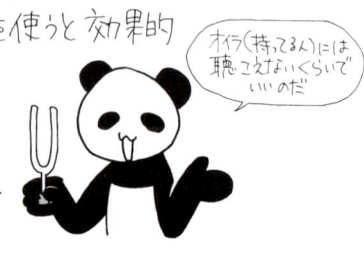

オイラ(持ってる人)には聴こえないくらいでいいのだ

ねじ子のぐっとくる脳と神経のみかた　047

音が鳴ってる＝ふるえてることは ここの指で→
感じましょう

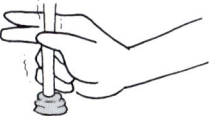

らー
定番のギャグ

🌸音はこんな経路で伝わっています

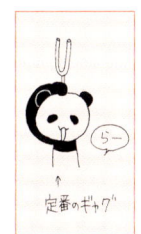

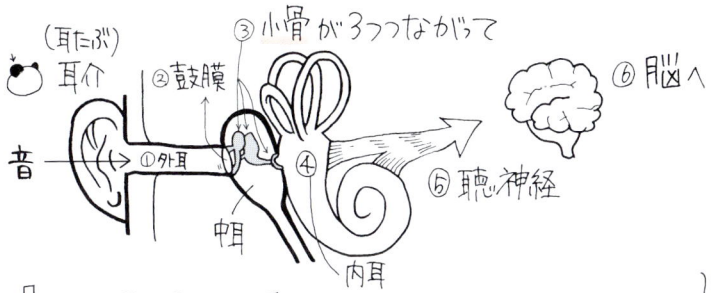

(耳たぶ)
耳介　②鼓膜　③小骨が3つつながって
音　①外耳　　　　　　　　　　　⑥脳へ
　　　　中耳　④　⑤聴神経
　　　　　　内耳

① 外耳：耳かきが届くハンイ
② 鼓膜：太鼓のようにビンビンする
③ 中耳の中の小骨3つ（ツチ・アブミ・キヌタという名前）が
　　ビンビンを物理的に伝える

｝ここまでが「電線」にあたる

④ 内耳：ここのカタツムリの中で音を→電気信号に変えて神経にのせる
　　　　　　　　　　　　　　　　　ここが一番大事な感覚受容器
⑤ 聴神経から
⑥ 脳へ

｝ここが音を感じる「本体」

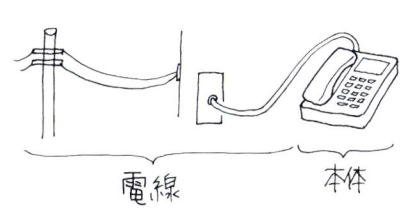

難聴には「電線」と「本体」のどっちがやられてるかによって2種類あって

電線　　本体

⬜1 「電線」つまり　　　　⇒ 音の「伝わり」が悪い ⇒ 伝音性難聴
　　①〜③のどっかが故障

⬜2 「本体」つまり　　　　⇒ 音は伝わっているのに、⇒ 感音性難聴
　　④〜⑥のどっかが故障　　音を「受容する装置」
　　　　　　　　　　　　　「感じる能力」が悪い　　　と分けます

| 顔の神経のみかた | 体の神経のみかた | 筋肉のみかた(MMT) | 体の感覚 | 腱反射 | 死亡確認 |

"骨"から伝わる音って？

"音"ってのは 細かい 空気や水の 振動です（高校の物理で習うね！）

「我々が 聴いている」多くの音は 空気の 振動で

① 耳の穴(外耳) から → ② 鼓膜 に伝わって ビンビン ひびきます

⇨ これを 空気伝導 といいます

さらに もうひとつ、内耳は 骨にうずもれている ので（フーが骨の中にあった 小さい穴ってカンジ）

⇨ 骨の細かい 振動も 音として 認識する
⇨ これを 骨伝導 といいます。

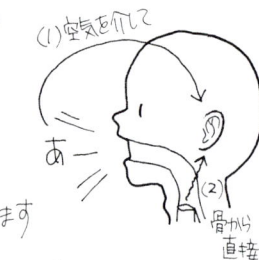

(1) 空気を介して

例1 自分の声は ふだん
　(1) 耳からの 空気 伝導
　(2) 声帯からの 骨 伝導　｝両方から自分の耳に伝わっています

ボイスレコーダーで きいた 自分の声は (1) 空気 伝導 だけの音で
　　　　　　　　　　　　　　　　　(2) 骨 伝導 が ないので
　　　　　　　　　　……となるわけです

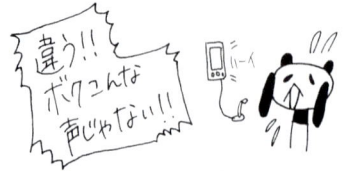

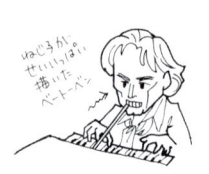

違う!! ボクこんな 声じゃない!!

(2) 骨から直接

例2 ベートーベンは 耳が 聴こえなくなっても 作曲できました
　その理由 は……　⇨ 指揮棒を 歯でかんで
　　　　　　　　　　その先を ピアノにおしつけることで
　　　　　　　　　　ピアノの音を 聴いていた そうです。
　　　　　　　　　　これで 骨伝導 !!

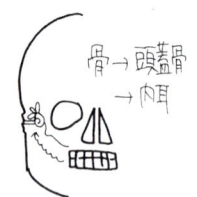

骨 → 頭蓋骨 → 内耳

例3 最近はこの原理を生かした 骨伝導 ヘッドホンや 補聴器も あります

骨の方がむしろ 音をよく伝えるのですが、
空気からきいた 音は 鼓膜→中耳 (ツチ・キヌタ・アブミ骨) という システムで 音が 増幅
されるので、小さい音でも よく 聴く ことが できます。

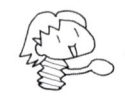

空気伝導が ダメになった人には 骨伝導は 良い手なんだな。
伝音のルートが イマイチでも、骨から 直接 聴くことが できるから。

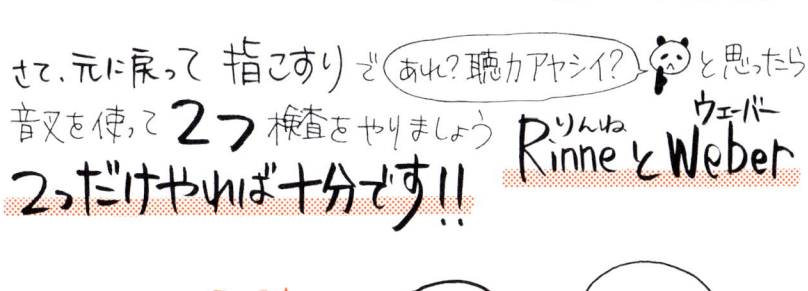

ねじ子のぐっとくる脳と神経のみかた 049

さて、元に戻って 指こすりで あれ？聴力アヤシイ？ と思ったら
音叉を使って 2つ 検査をやりましょう RinneとWeber
2つだけやれば十分です!!

※Rinne試験

頭蓋骨のココ
乳様突起といいます

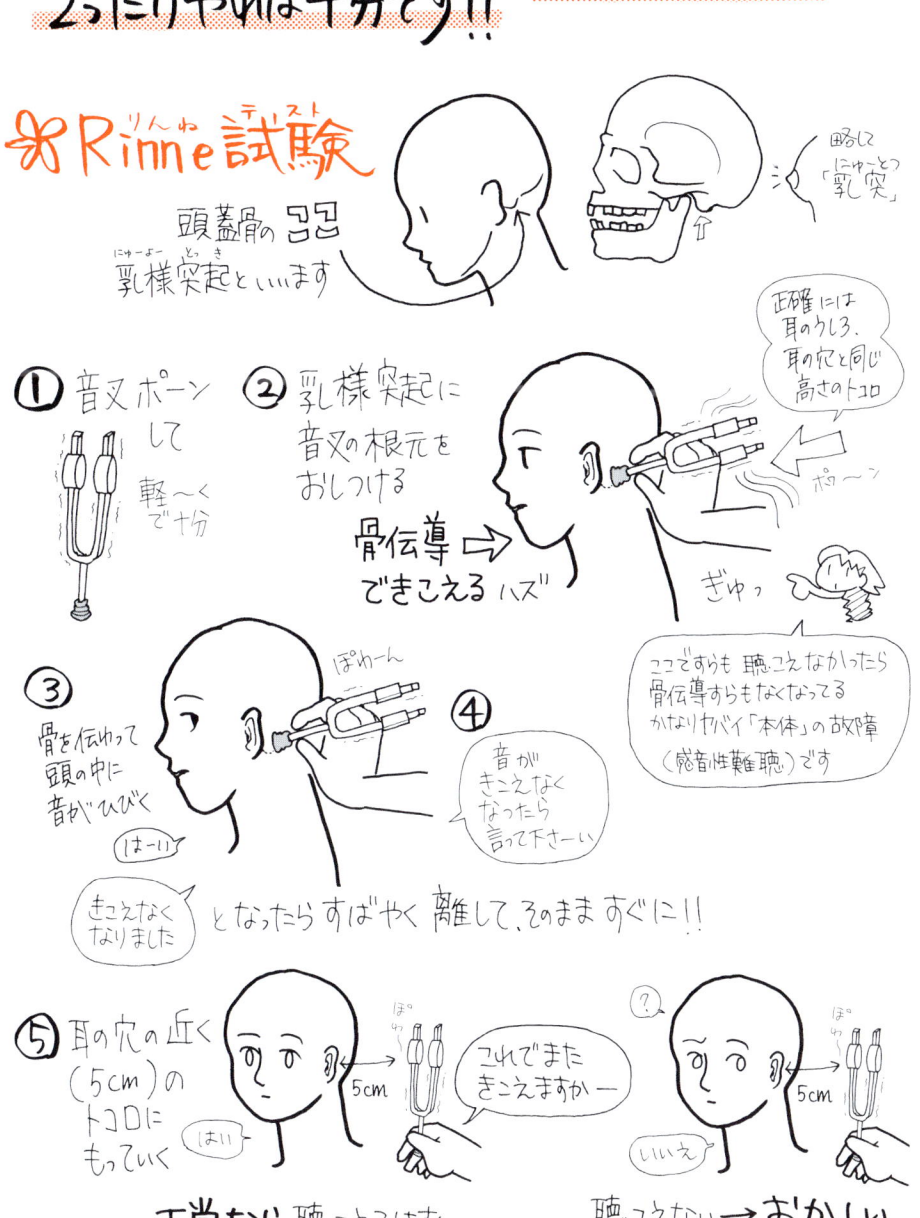

略して「乳突」

① 音叉ポーンして 軽〜くで十分

② 乳様突起に音叉の根元をおしつける
骨伝導 → できこえるハズ

正確には耳のうしろ、耳の穴と同じ高さのトコロ

ポーン
ぎゅっ

ここですらも 聴こえなかったら
骨伝導すらもなくなってる
かなりヤバイ「本体」の故障
（感音性難聴）です

③ 骨を伝わって頭の中に音がひびく
（はーい）
ぽゎーん

④ 音がきこえなくなったら言って下さいー

きこえなくなりました

となったら すばやく離して、そのまますぐに!!

⑤ 耳の穴の近く（5cm）のトコロにもっていく
はい　5cm　これでまたきこえますかー
→ 正常なら 聴こえるはず

？　いいえ　5cm
聴こえない → おかしい。

骨を通して音を聴く（骨伝導）よりも、空気を通して聴く（空気伝導）の方が
普通は**感度がよく**、小さい音であっても聴きとれる＝（イコール）より長く
音叉の音が聴こえるハズなんです。

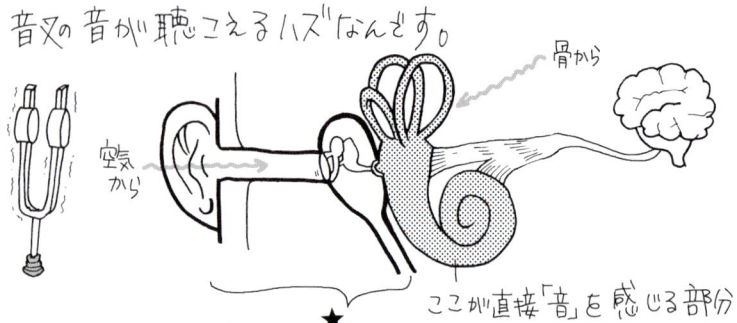

骨伝導＝空気伝導 になってしまっていたら、
⇨ 音を"伝える"部分★がダメ ＝ 電話線がダメ ＝ <u>伝音性難聴</u>
　　だろー とわかります

✽ Weber試験（うぇーばーてすと）

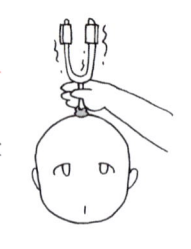

頭のてっぺんド真ん中に
音叉をおしつけましょう

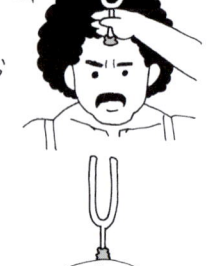

骨から伝わってくる音 がメインで" 耳に届く
⇨ フツーは **左右対称に** ひびきます
　　左右で 聴こえる音は 同じ大きさのはず。

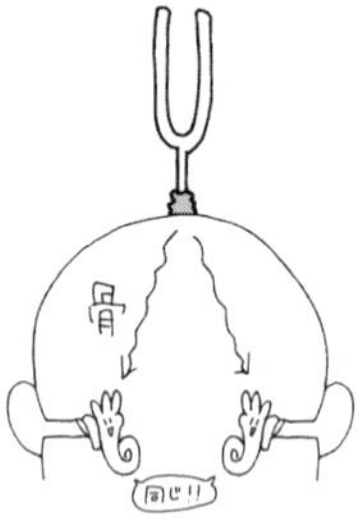

指こすりでこっちの
聴力アヤシイ？と思ったとします。

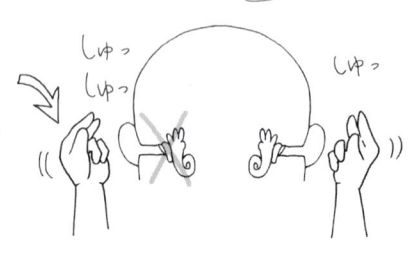

Weber試験（うぇーばーてすと）で

(1) もとから**聴こえが悪い方**がやっぱり
　　よく**聴こえない場合**

　　⇒ つまりは「本体」の感度が悪い。
　　　「本体の故障」＝ 感音性難聴だろー。

(2) **聴こえが悪い方**がむしろ
　　よく**聴こえるんだけど!!**

　　おかしい！なんで!!

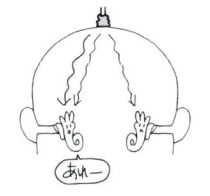

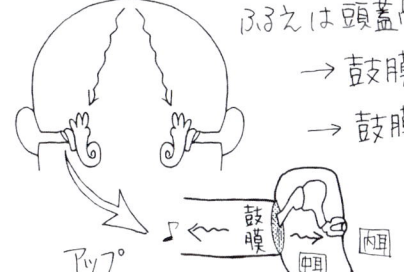

※これのしくみ

ふるえは頭蓋骨を伝って鼓膜に直接来ます
　→ 鼓膜が震える
　→ 鼓膜の震えは**内外**に逃げます

内：内耳へ行って「音」として感じる
外：外耳から大気に逃げる

この時、鼓膜を支える組織（中耳や耳小骨）や外耳つまりこっち★に
なんらかの異常があると

上手く振動を
外に逃がせない

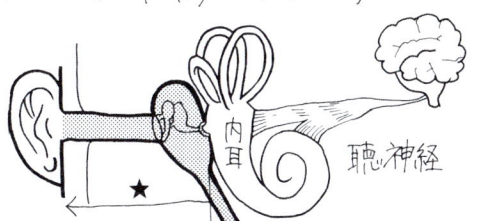

⇒ 音が外へ逃げず内側にビンビン響き続ける
⇒ こっち側の異常★ ＝（イコール）（一部の）伝音性難聴で、
　「悪い方の耳でかえって強く響く」という現象がおきます

もちろんくわしい検査は耳鼻科へ送ろう♡

～のどの神経～

神経でいうと
- IX 9番：舌咽神経（ぜついん）
- X 10番：迷走神経

の両方が支配しているエリアです

「ぺろとのど」という意味

> 舌咽神経も迷走神経も
> 他の仕事もいろいろしています
> 「わかりやすい」のが
> のどの動きだってこと

❋ 口の中を見ましょう

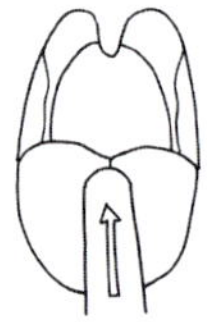

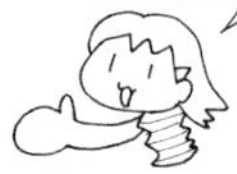

『体のみかた』では カゼひいた とか のどが腫れた とか よくある病気での 口の中のみかたを やりました。
口の中の "神経" のみかたは、というと

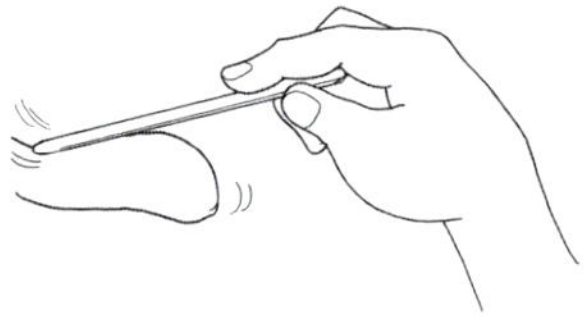

やることは 2つだけ
1. 「あーっ」って言ってもらう
2. ツンツンする

これだけ！

❋ 「あーっ」て言ってもらう

> 今回も
> 左右対称かどうかを
> 見るよー

① のどちんこ／軟口蓋（なんこうがい）
つまり口の上のやわらかいトコロ
口をあけて「あーっ」と言ってもらう

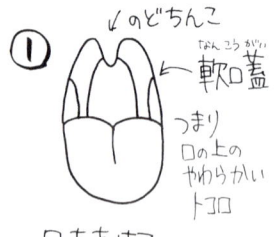

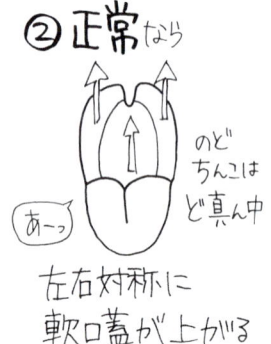

② 正常なら
のどちんこはど真ん中
「あーっ」
左右対称に軟口蓋が上がる

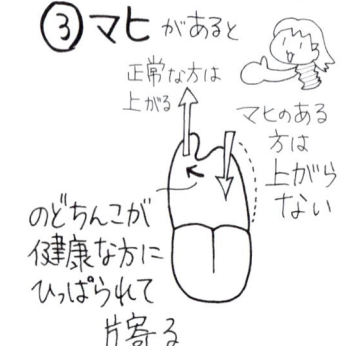

③ マヒがあると
正常な方は上がる
マヒのある方は上がらない
のどちんこが健康な方にひっぱられて片寄る

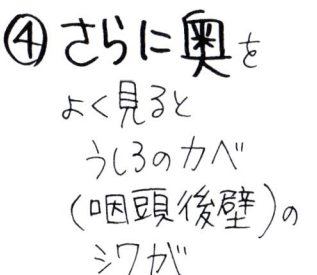

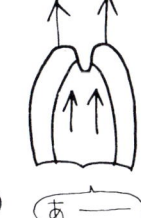

ねじ子のぐっとくる脳と神経のみかた　053

④ **さらに奥を**よく見るとうしろのカベ（咽頭後壁）のシワが

普通はこう左右対称に上がる
あー
手品師が布を上へもってくように

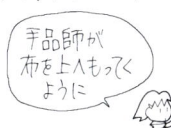

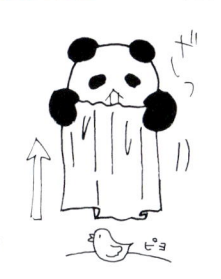

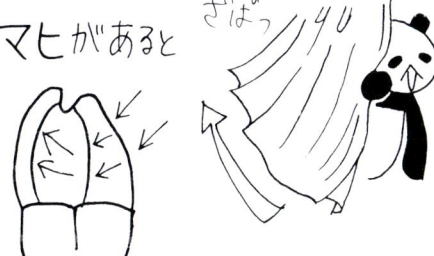

マヒがあると

カーテンを引くように元気な方へ引かれる
これを**カーテン徴候**と言います

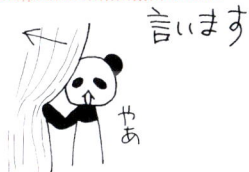

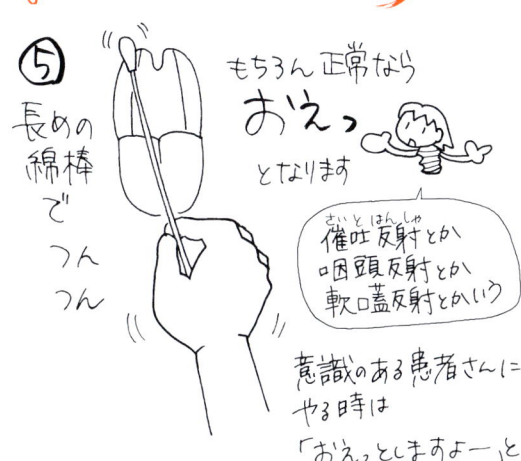

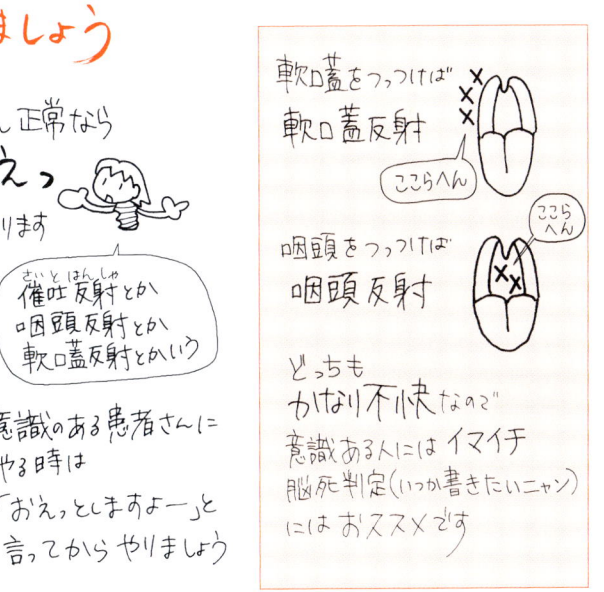

🌸 **ツンツンしましょう**

⑤ 長めの綿棒でつんつん

もちろん正常なら**おえっ**となります

催吐反射とか
咽頭反射とか
軟口蓋反射とかいう

意識のある患者さんにやる時は
「おえっとしますよー」と言ってからやりましょう

軟口蓋をつつけば**軟口蓋反射**
ここらへん

咽頭をつつけば**咽頭反射**
ここらへん

どっちも
かなり不快なので
意識ある人には イマイチ
脳死判定（いつか書きたいニャン）
にはおススメです

054

| 顔の神経のみかた | 体の神経のみかた | 筋肉のみかた(MMT) | 体の感覚 | 腱反射 | 死亡確認 |

～首のきんにく～
脳神経 11番・副神経 という名の神経がコントロールしています

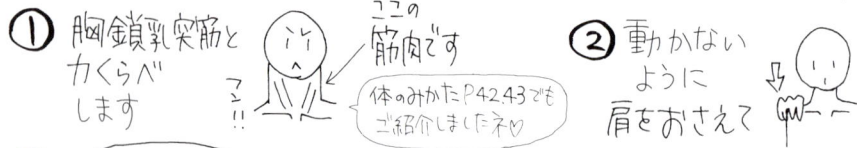

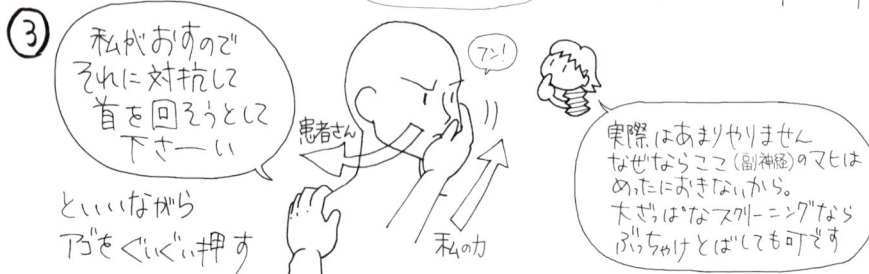

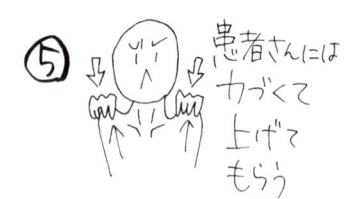

① 胸鎖乳突筋と力くらべします
　ここの筋肉です
　体のみかた P.42.43 でもご紹介しましたネ♡

② 動かないように肩をおさえて

③「私がおすので それに対抗して 首を回ろうとして 下さーい」 といいながらアゴをぐいぐい押す
　患者さん　私の力
　実際はあまりやりません なぜならここ(副神経)のマヒはめったにおきないから。大ざっぱなスクリーニングならぶっちゃけとばしても可です

④ 僧帽筋と力くらべでもいいです
　両肩をおさえて

⑤ 患者さんには力づくて上げてもらう

～ベろ～
脳神経 12番・舌下神経 というモノがコントロールしています

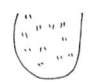

● 舌の萎縮を check
　もぞもぞした 線維束性収縮がないかを見る(らしい)

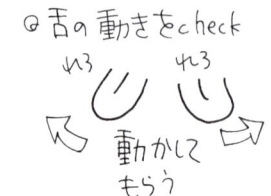

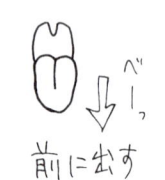

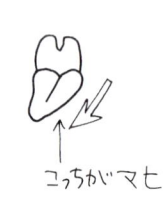

● 舌の動きを check
　れろ れろ　動かしてもらう
　前に出す
　こっちがマヒ
　左右どっちかに寄っちゃうようだと異常

以上で **1～12番の神経 check おわり！** おつかれ！

脳と神経のみかた 02

体(からだ)の神経(しんけい)のみかた

重力に逆らえない
古い地球人
©Ζガンダム

べしょ

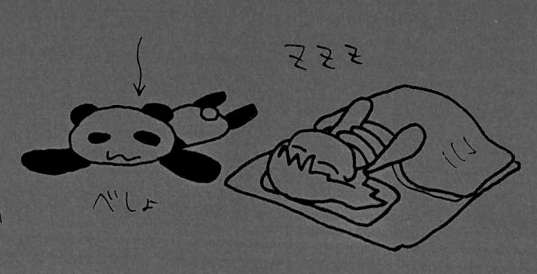

ｚｚｚ

| 顔の神経のみかた | **体の神経のみかた** | 筋肉のみかた(MMT) | 体の感覚 | 腱反射 | 死亡確認 |

体の神経のみかた

次は体の神経のみかたです。
腕がうまく動かない。手のひらの感覚がおかしい。ずっと足がしびれる。…神経にまつわる体の不調の訴えは非常に多く、かつ、多種多様です。それらの「症状」から、**どこの場所・どこの神経**が悪さをしているのか？悪い場所がわかったら、**その原因は何か？ 治療方法はあるのか？** 症状が複数出てきた場合、**すべてを同一の理由で説明できるかどうか**。それとも、**同時多発的**なのか。それとも、実はただの筋肉痛？ それとも、ただのヒステリーか。そんなことを推理しなくてはいけません。

1970年代にCTとMRIが開発され、脳と神経の病気の診断技術は格段に上がりました。ついに、**脳と神経のダメージを目で見る**ことができるようになったのです。しかし、それでも診察は必要です。めくらめっぽうにCTをオーダーするわけにはいきません。医療費もかかりますし、何より被曝します。**まずは診察→「悪い場所」の目星**を付けて→そこをCTやMRIでチェックする！という手順で進めていくのがオススメです。

※ **体のしんけい（とくに手足）解剖から。**

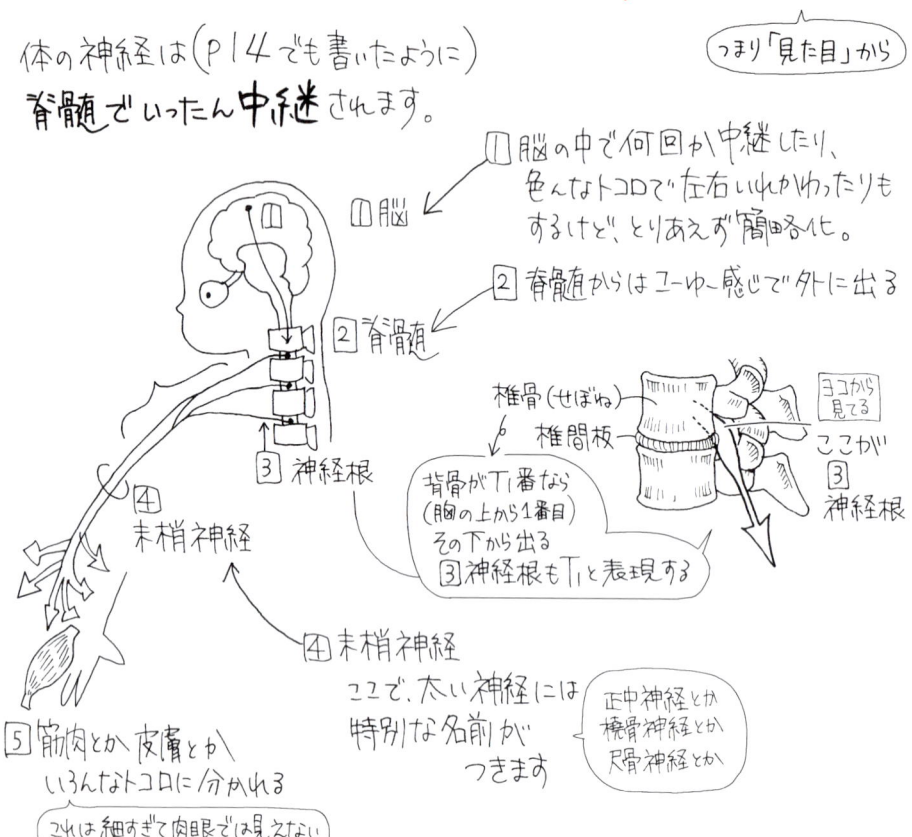

つまり「見た目」から

体の神経は（p14でも書いたように）**脊髄でいったん中継**されます。

① 脳
① 脳の中で何回か中継したり、色んなトコロで左右入れかわったりもするけど、とりあえず簡略化。

② 脊髄
② 脊髄からはニューッて感じで外に出る

椎骨（せぼね）
椎間板

ヨコから見てる
ここが ③ 神経根

③ 神経根
背骨がT1番なら（脳の上から1番目）その下から出る ③ 神経根もT1と表現する

④ 末梢神経

④ 末梢神経
ここで、太い神経には特別な名前がつきます
正中神経とか
橈骨神経とか
尺骨神経とか

⑤ 筋肉とか皮膚とか
いろんなトコロに分かれる
これは細すぎて肉眼では見えない

神経のみためはこう。

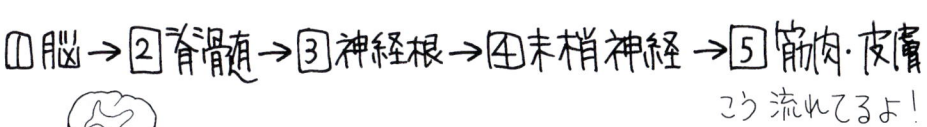

1 脳 → 2 脊髄 → 3 神経根 → 4 末梢神経 → 5 筋肉・皮膚

こう流れてるよ！

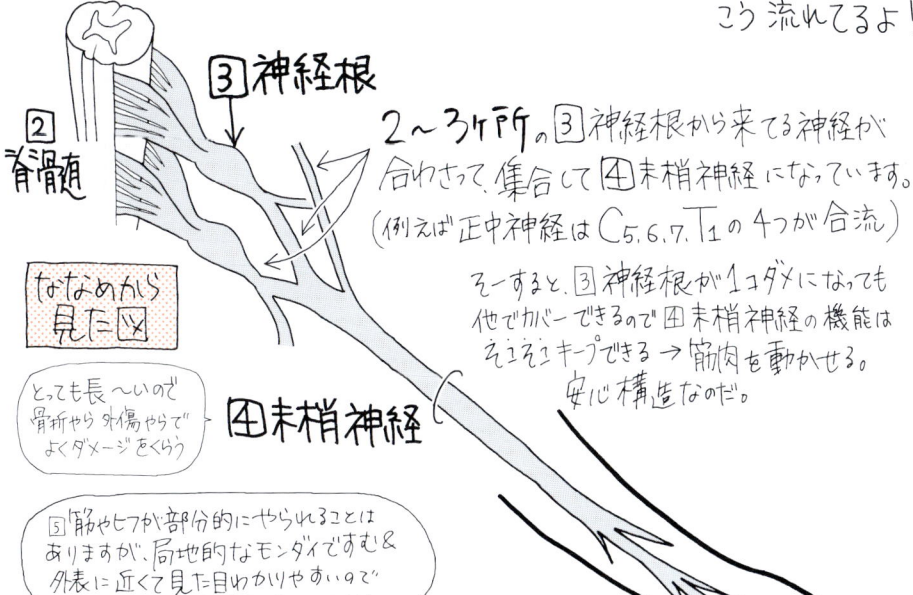

3 神経根

2 脊髄

ななめから見た図

2〜3ヶ所の 3 神経根から来てる神経が合わさって、集合して 4 末梢神経になっています。
（例えば正中神経はC$_{5,6,7}$、T$_1$の4つが合流）

そーすると、3 神経根が1コダメになっても他でカバーできるので 4 末梢神経の機能はそこそこキープできる → 筋肉を動かせる。
安心構造なのだ。

4 末梢神経

とっても長〜いので骨折やら外傷やらでよくダメージをくらう

5 筋や皮が部分的にやられることはありますが、局地的なモンダイですむ & 外表に近くて見た目わかりやすいのであまり問題になりません

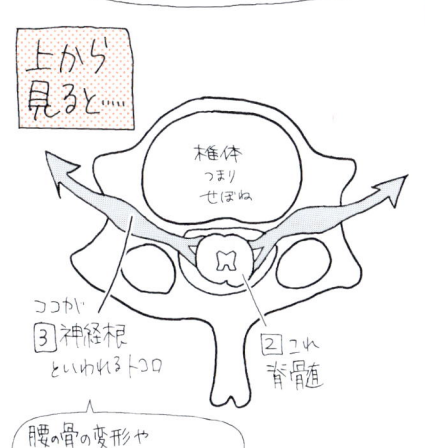

5 筋肉・皮膚

上から見ると…

椎体 つまり せぼね

ココが 3 神経根といわれるトコロ

2 これ 脊髄

腰の骨の変形や椎間板むにっとはみ出すヘルニアによって、3 神経根は結構あっけなくつぶれる

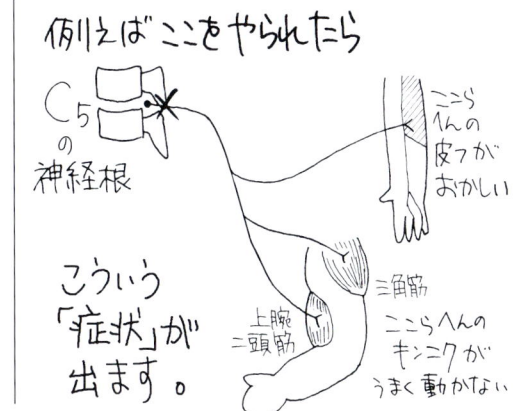

例えばここをやられたら

C$_5$ の神経根

こういう「症状」が出ます。

ここらへんの皮ッがおかしい

上腕二頭筋　三角筋

ここらへんのキンニクがうまく動かない

| 顔の神経のみかた | 体の神経のみかた | 筋肉のみかた(MMT) | 体の感覚 | 腱反射 | 死亡確認 |

058

同じC5成分をふくんでいても下流（例えば正中神経）がやられたら

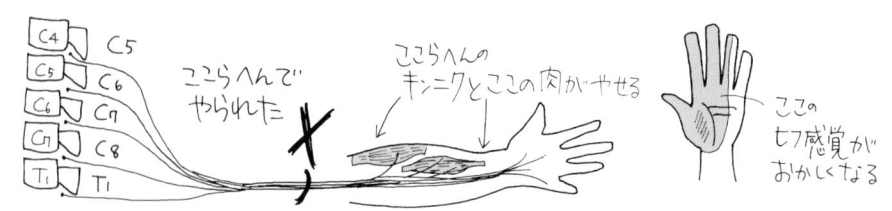

ここらへんでやられた

ここらへんのキンニクとここの肉がやせる

ここのヒフ感覚がおかしくなる

神経の「流れ」 ① ～ ⑤ のうちの **どこがやられたか** によって「結果」→ つまり出る症状が違うのだ。

もちろん、患者さんは「正中神経支配領域がやられたっぽいんですけど……」と言いながら病院には来てくれません。「ここらへんがしびれる」「右手がちょっとおかしい」程度しか言ってくれません。それだけの情報から、

→ では「流れ」のうちのどこがやられてるのか？
　がんばって考える！ 例 C8の神経根だ！

→ ではその原因は？ 調べろ！ 例 ヘルニアだ！

→ 治療法は？ 例 とりあえず様子見　ひどけりゃオペでもする？ …… どーしよっかなー

……とがんばって考えるのが 医者のお仕事です。

✿どこがダメになったかを調べるには？

① 脳 → ② 脊髄 → ③ 神経根 → ④ 末梢神経 → ⑤ 筋肉・皮膚

このうち ① 脳と ② 脊髄と ③ 神経根は、CTや脊椎のレントゲンやMRIなどの画像から、「物理的に破壊されてることが目に見える」ようになり診断しやすくなりました。

→ 症状・調べた所見から「どこらへんがやられてるか」をある程度事前に予想して、CTやMRIや脊椎のレントゲンを撮りましょう。
（逆に、CTやMRIを見れば、予想の「答えあわせ」もできます。）

ねじ子のぐっとくる脳と神経のみかた 059

④末梢神経 ⑤筋肉・皮膚は、ほそくてこまかいため、CTやMRIでははっきり映りません。「物理的に破壊されてる」ことが目に見えない。
→「機能的なこと」からダメージを推測することになります。
医者の腕のみせどころだ！ヒミツ道具をふりまわして考えましょう！

❀ 神経には行きと帰りがあります

高速道路と同じように、神経の中にも「行きの道」「帰りの道」があって、伝えられてゆく情報が違います。

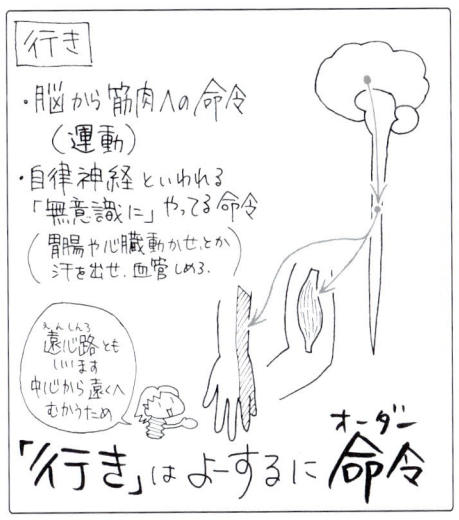

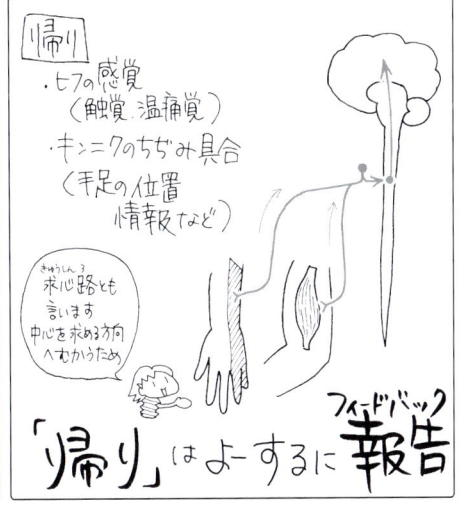

|行き|
- 脳から筋肉への命令（運動）
- 自律神経といわれる「無意識に」やってる命令
  （胃腸や心臓動かせ、とか汗を出せ、血管しめる。）

えんしんろ
遠心路ともいいます
中心から遠くへむかうため

「行き」はよーするに **命令**（オーダー）

|帰り|
- 五感の感覚（触覚、温痛覚）
- キンニクのちぢみ具合（手足の位置情報など）

きゅうしんろ
求心路とも言います
中心を求める方向へむかうため

「帰り」はよーするに **報告**（フィードバック）

❀ 次に生理つまり機能的なこと

体1本の「神経細胞（ニューロン）」というコードっつーか電線で考えてみよう！
ニューロンっつーのは **こんなカタチ**

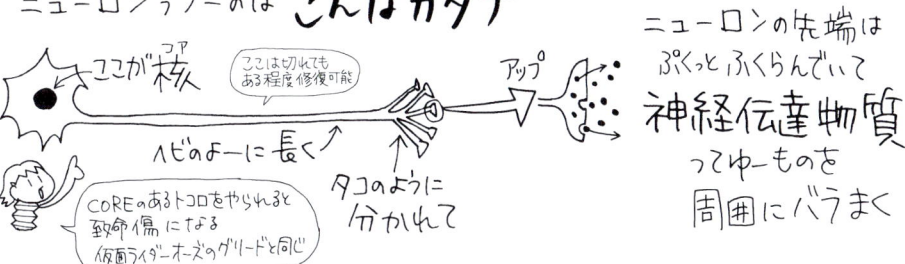

- ここが核（コア）
- ここは切れてもある程度修復可能
- ヘビのよーに長く
- タコのように分かれて
- アップ

COREのあるトコロをやられると致命傷になる
仮面ライダーオーズのグリードと同じ

ニューロンの先端はぷくっとふくらんでいて
神経伝達物質
ってゆーものを周囲にバラまく

で、神経伝達物質が「信号」になって次のニューロンの🧠に伝わる

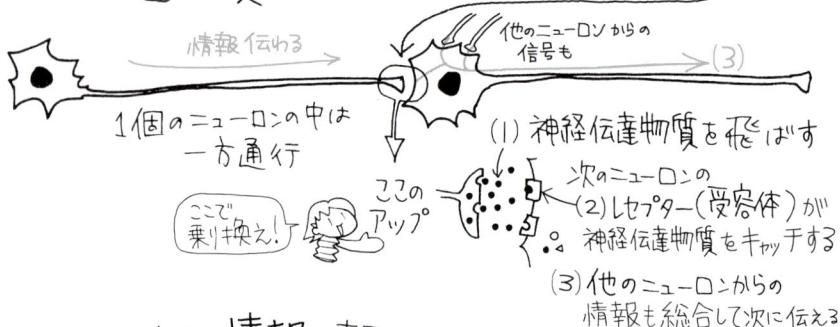

情報 伝わる
1個のニューロンの中は一方通行
他のニューロンからの信号も (3)
ここで乗り換え！
ここのアップ
(1) 神経伝達物質を飛ばす
次のニューロンの
(2) レセプター（受容体）が神経伝達物質をキャッチする
(3) 他のニューロンからの情報も総合して次に伝える

1つのニューロン内では**情報**は素早く伝わるけど
次のニューロンへの乗り換えポイントは**粒**(つぶ)を飛ばしたり→(1)(2)
情報を総合したりするので→(3)
すごく遅い。

→ なるべく乗り換えはしたくない。遅くなるから。
→ 脳から手足の先まで行くのに

<u>乗り換えは1ヶ所だけ！！</u>
<u>ニューロンは2個だけ！！</u>
でやってます。帰りも同様。

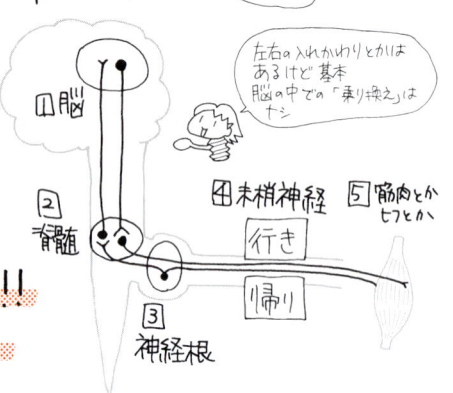

①脳
②脊髄
③神経根
④末梢神経
⑤筋肉とかヒフとか
行き
帰り

左右の入れかわりとかはあるけど基本脳の中での「乗り換え」はナシ

✸どこがダメになったかを調べるにはどーするの？

「機能」が生きてるか死んでるかを調べる検査になります。
- ①脳 ⇒ 脳波 とか 今回は省略
- ②脊髄 ⇒ **腱反射** ってゆー検査 → P91へGo！
- ③神経根 ⇒ **皮膚感覚**（神経支配領域）のcheck → P73へGo！
- ④末梢の〇〇神経 ⇒ **MMT**（徒手筋力検査） → P61へGo！
  （ホニャララ）
- ⑤やりよーなし。針をつきさしてしらべる検査もあるけど（針筋電図）すげえ大変。
  神経内科の大学病院くらいでしかやらないよなぁ。

1コ1コ やり方を紹介していくよー

脳と神経のみかた 03

筋肉(きんにく)の みかた (MMT)

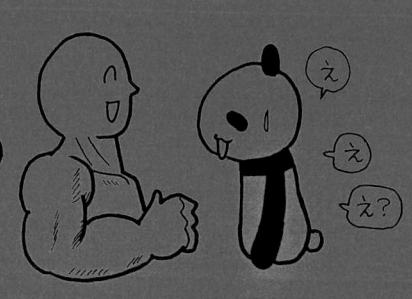

徒手筋力検査

脳から出ている命令で、最もわかりやすいのは「**運動**」の命令です。「腕を動かそう」と思ったら腕が動く。マウスをクリックできる。これもすべて、脳が末梢の筋肉にオーダーを出してくれているからです。この章では、まずは運動と筋肉の評価について書いていこうと思います。

体には山ほどの筋肉があります。とても覚え切れませんネ！ねじ子も、**でっかくて有名どころ**の筋肉しか覚えていません。それで十分です。もちろんやる気になれば、全ての筋肉を覚えることも、全ての筋肉の検査をすることも可能でしょう。でも、そんなヒマはありませんし、そんな必要もありません。**生活に必要な所、障害が出るとやっかいな所、壊れると困る所**の筋肉と、そのチェック法だけ覚えればいいのです。

まずは**相方**を準備しましょう。MMTは一人じゃできません。体を動かして覚えましょう！

☆筋肉のみ・か・た♡

いちばん やりやすい & 覚えやすい 筋肉の check方法、それは **力くらべ** です。筋肉のついてる場所 & お仕事（例：ヒジを伸ばす）を checkして、それを

ポイント1 こっちは **全力でおさえこもうとする**
患者さんには **全力であらがってもらう**

ポイント2 どうみてもそこまでの力がない場合は
重力にあらがえるか だけcheckしましょう

この力くらべを **徒手筋力検査** 略して **MMT** といいます。
Manual Muscle Test

な、なんだってー
← これは MMR

☆力くらべはこーやって評価

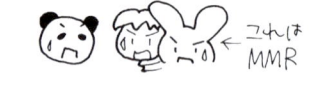

ちからの強さは個人個人で違います。若者と老人でも男と女でも違う！「どのくらいの力が（その人にとっての）正常か」も全然違いますよね。

握力10kgでも 正常運転な おばあちゃんもいれば
握力60kgのお兄さんが急に 片手だけ30kgに落ちたら、そりゃ異常だよね

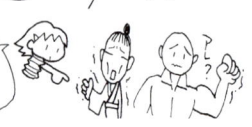

大ざっぱに こう ポイントを付けます

5点 …… 力くらべして 自分と同じ。互角。正常。
4点 …… ちょっと弱い感じですよー。 （5と3の間でテキトーに決める）
3点 …… 重力に逆らえる。
2点 …… 重力に逆らえない。なんとか動かすことは可能
1点 …… 動かせない。でも ピクピク（筋収縮）は見られる
0点 …… ピクリともしない

（5と3だけが大事！他はわりとどーでもいい！）

流れとしては こんなかんじで 調べます

(1) 力くらべする。 → { 自分の全力と互角 = 5
                    自分の全力よりちょっと弱い = 4

(2) 力比べするほど相手が強くない時は
    重力に逆らえるか → 例えば これ できる？
    → { できる = 重力には勝つ = 3
        できない = 重力に負けてる = 2 以下

(3) ちょっとでも動かせるか → 動いたら 2以上
    ちょっとすら動かないなら、せめてピクピクするか → したら 1以上

❀こーやって力くらべするよ!! 顔のキンニク

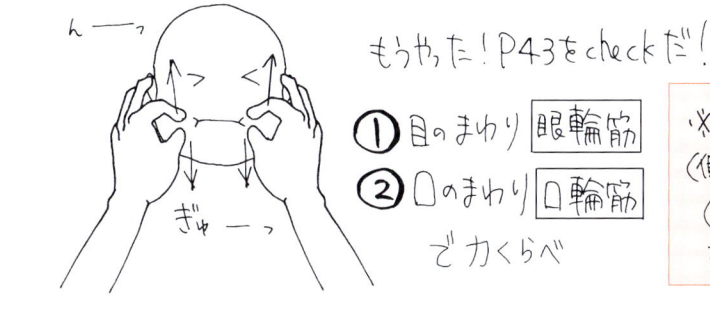

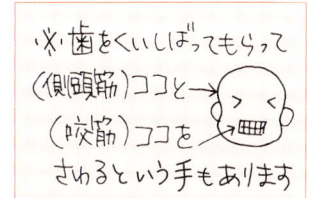

もうやった！P43をcheckだ！

① 目のまわり [眼輪筋]
② 口のまわり [口輪筋]
で 力くらべ

※歯をくいしばってもらって
（側頭筋）ココと
（咬筋）ココを
さわるという手もあります

| 顔の神経のみかた | 体の神経のみかた | **筋肉のみかた(MMT)** | 体の感覚 | 腱反射 | 死亡確認 |

※ 首のチカラ

これもさっき顔の神経の11番（副神経）でやった！P54へGo!

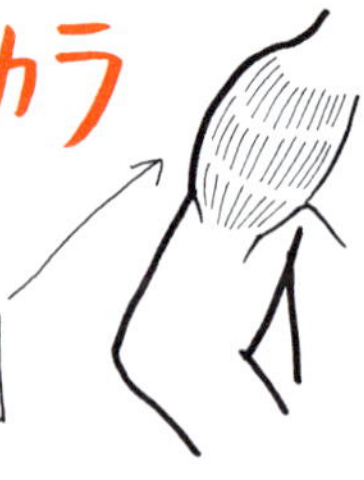

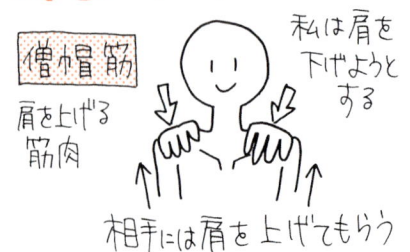

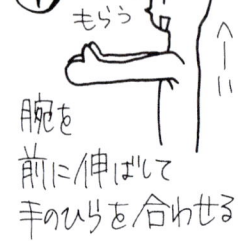

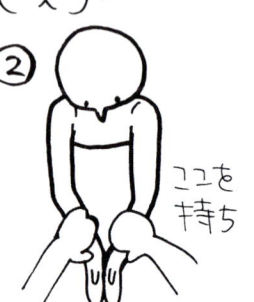

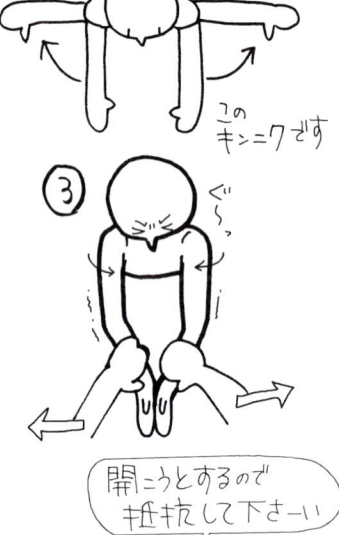

僧帽筋
肩を上げる筋肉

私は肩を下げようとする
相手には肩を上げてもらう

胸鎖乳突筋
首をまわす筋肉

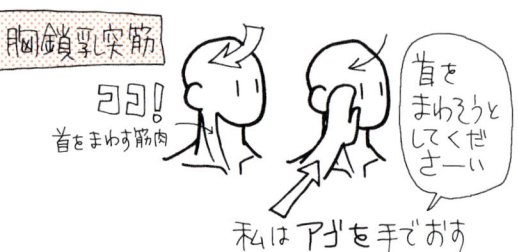

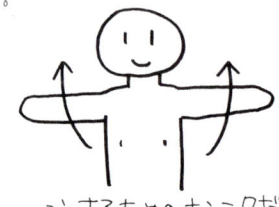

首をまわろうとしてくださーい
私はアゴを手でおす

※ 胸のチカラ

ベンチプレス!!
大胸筋 ←コレ

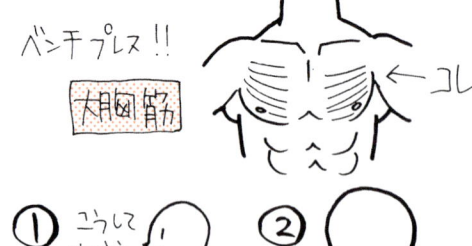

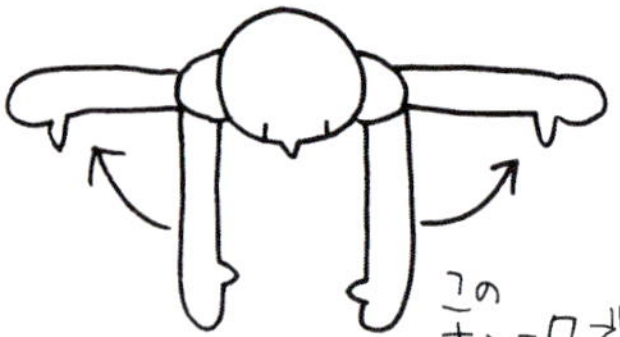

このキンニクです

① こうしてもらう
腕を前に伸ばして手のひらを合わせる

② ここを持ち

③ 開こうとするので抵抗して下さーい
私は開かせようとする
相手には抵抗してもらう

※ 肩のチカラ

この筋肉
三角筋

ねじ子命名「スラムダンクの筋肉」
流川の三角筋が本当に好きでした……。
あ、誰もきいてませんね

① ↓手のひらを下 にして

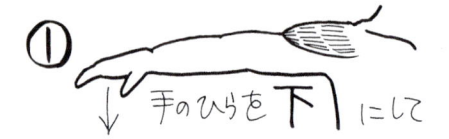

こうするためのキンニクだよー

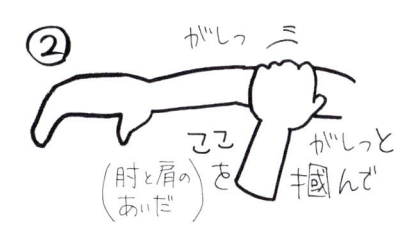

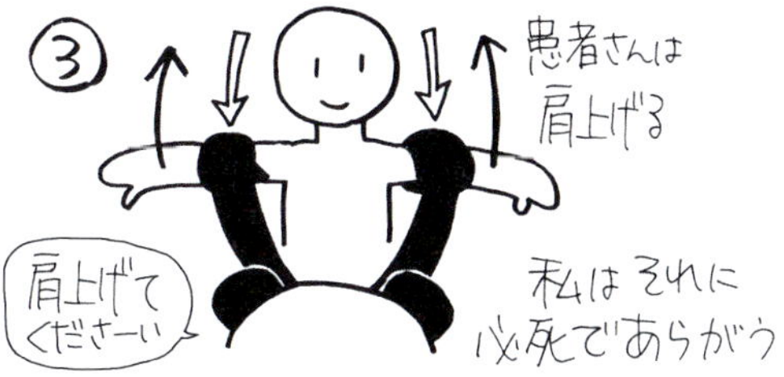

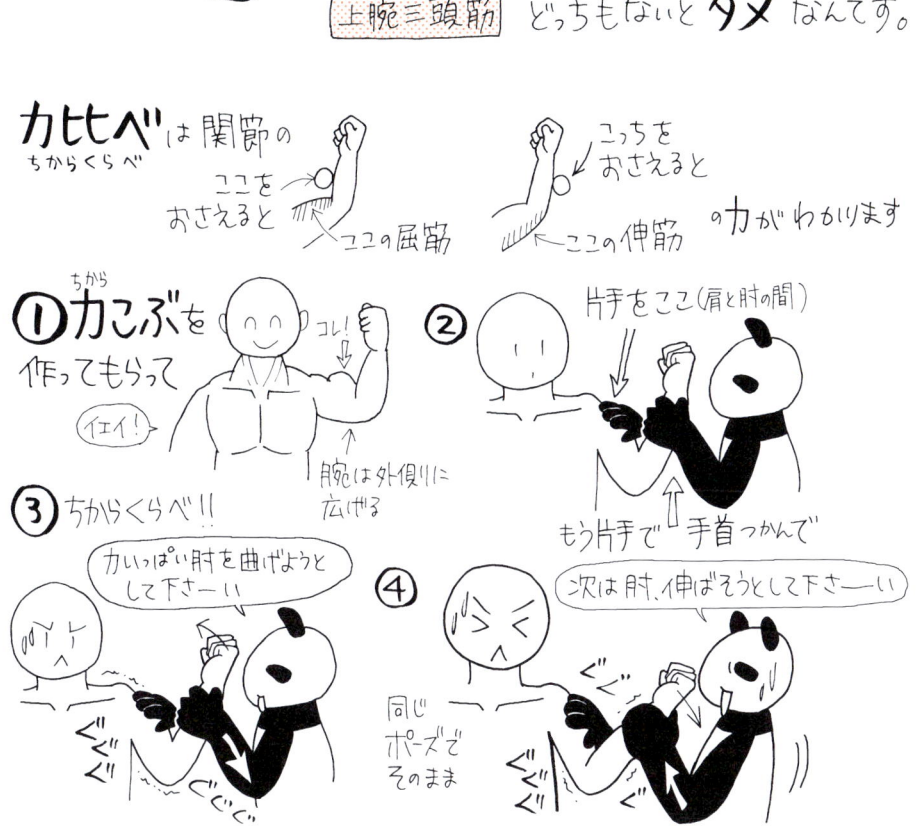

ねじ子のぐっとくる脳と神経のみかた　065

② がしっ
ここ（肘と肩のあいだ）を がしっと掴んで

③ 患者さんは肩上げる
「肩上げてくださーい」
私はそれに必死であらがう

🌸 肘。のばす。曲げる。

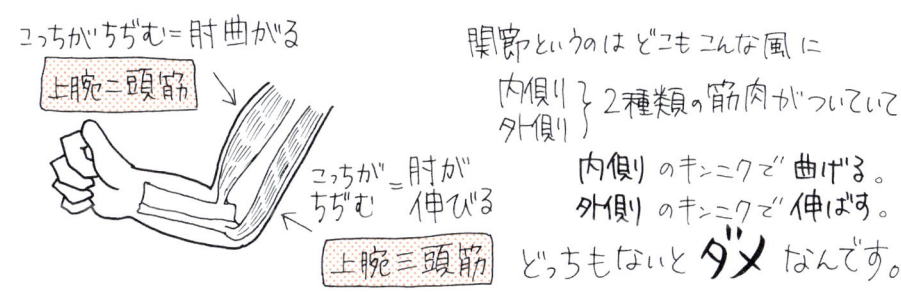

こっちがちぢむ=肘曲がる
上腕二頭筋

こっちがちぢむ=肘が伸びる
上腕三頭筋

関節というのはどこもこんな風に
内側と外側 } 2種類の筋肉がついていて
内側のキンニクで曲げる。
外側のキンニクで伸ばす。
どっちもないとダメなんです。

力比べ（ちからくらべ）は関節の
ここをおさえると ココの屈筋
こっちをおさえると ここの伸筋
の力がわかります

① 力こぶ(ちから)を作ってもらって
「イェイ!」
コレ!
腕は外側に広げる

② 片手をここ(肩と肘の間)
もう片手で手首つかんで

③ ちからくらべ!!
「力いっぱい肘を曲げようとして下さーい」

④ 「次は肘、伸ばそうとして下さーい」
同じポーズでそのまま
ぐぐぐ

| 顔の神経のみかた | 体の神経のみかた | **筋肉のみかた(MMT)** | 体の感覚 | 腱反射 | 死亡確認 |

066

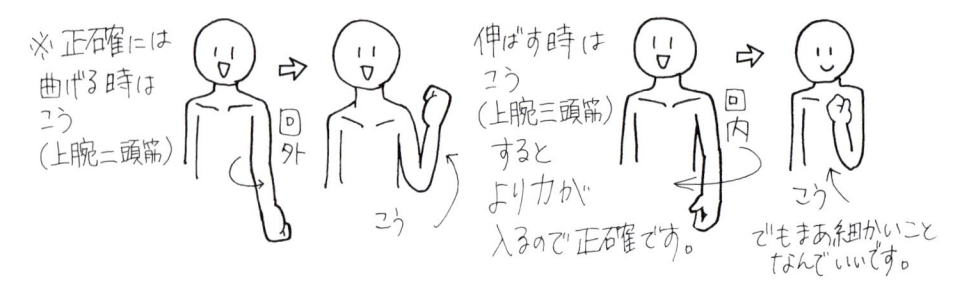

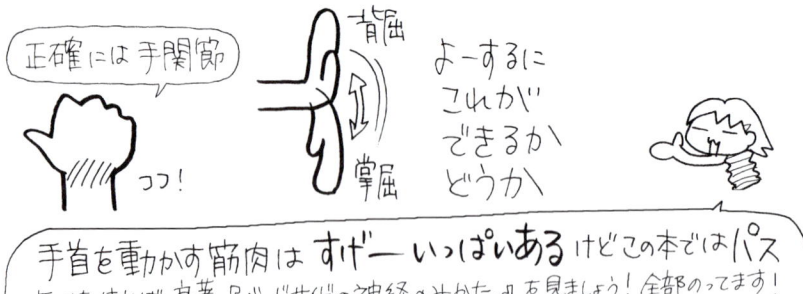

※正確には曲げる時はこう（上腕二頭筋）　回外　こう

伸ばす時はこう（上腕三頭筋）するとより力が入るので正確です。　回内　こう　でもまあ細かいことなんでいいです。

❀ 手首

正確には手関節　つっ！

背屈／掌屈　よーするにこれができるかどうか

手首を動かす筋肉は **すげーいっぱいある** けどこの本では **パス**
知りたければ良著『ベッドサイドの神経のみかた』を見ましょう！全部のってます！
筋力が落ちてたらもっと細かく調べればよろし。

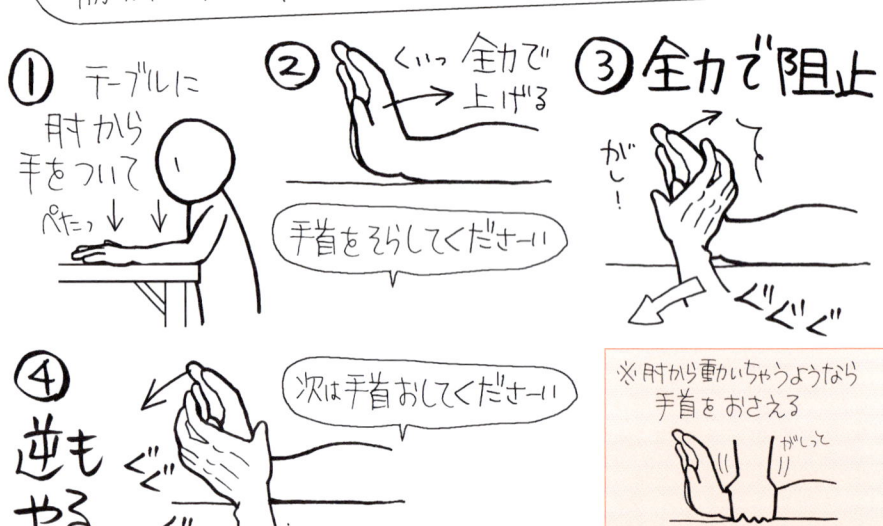

① テーブルに肘から手をついて　ぺたっ↓

② くいっ　全力で上げる　手首をそらしてくださーい

③ 全力で阻止　がしっ！　ぐぐぐ

④ 逆もやる　ぐぐ　次は手首おしてくださーい　ぐぐ

※肘から動いちゃうようなら手首をおさえる　がしっと

ねじ子のぐっとくる脳と神経のみかた　067

✿ 握力

握力計があればてっとり早いけどまあフツーは手元にないよね

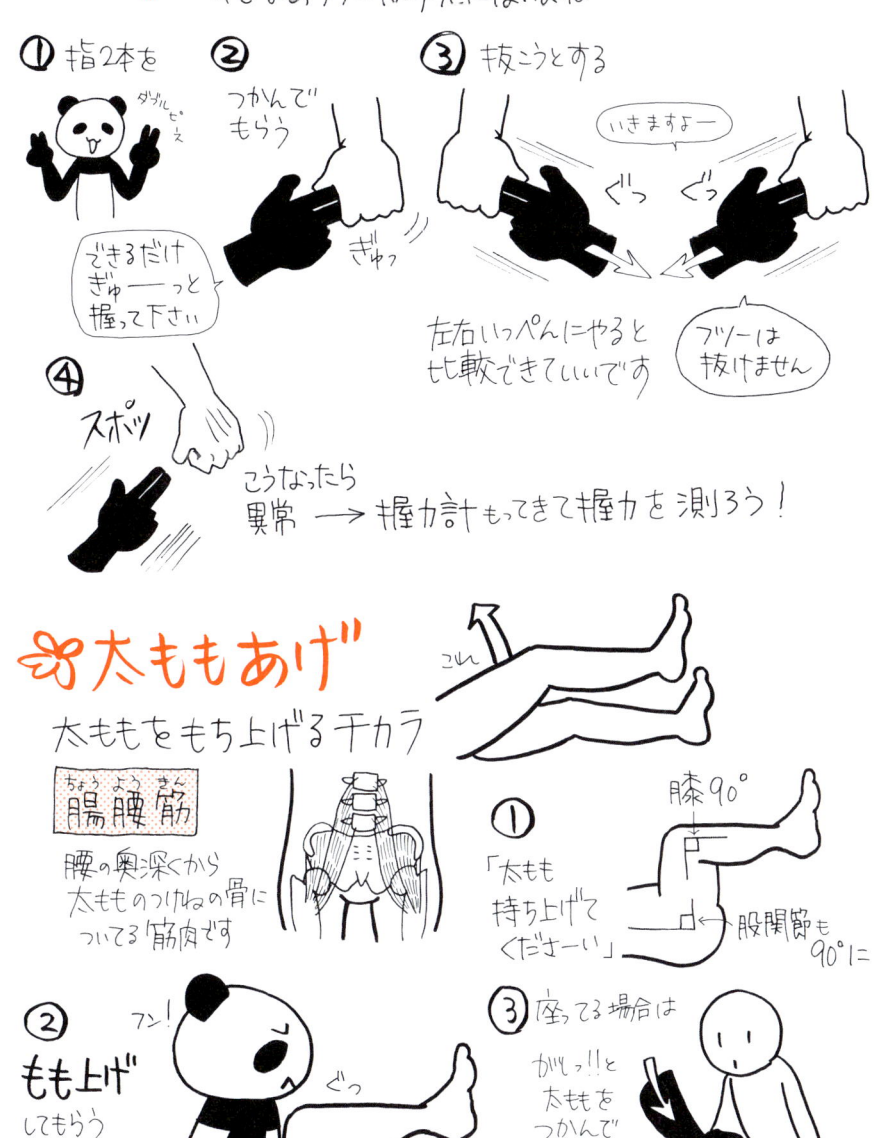

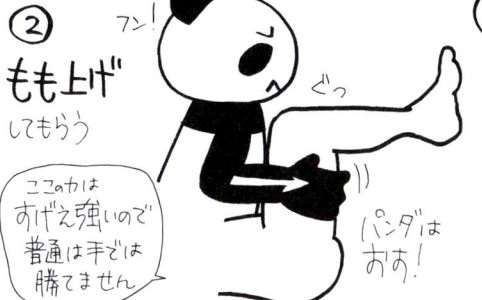

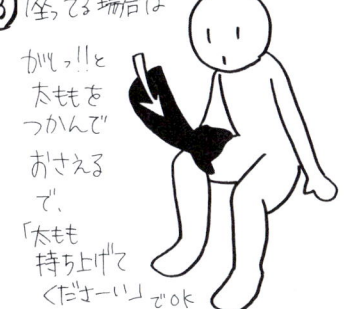

① 指2本を (ダブルピース)
② つかんでもらう　ぎゅっ
　できるだけぎゅーっと握って下さい
③ 抜こうとする　いきますよー　ぐっ ぐっ
　左右いっぺんにやると比較できていいです
　フツーは抜けません
④ スポッ
　こうなったら異常 → 握力計もってきて握力を測ろう！

✿ 太ももあげ

太ももをもち上げる干カラ

腸腰筋（ちょうようきん）
腰の奥深くから太もものつけねの骨についてる筋肉です

① 「太もも持ち上げてくださーい」
　膝90°
　股関節も90°に

② もも上げしてもらう　フン！　ぐっ
　ここの力はすげえ強いので普通は手では勝てません
　パンダはおの！

③ 座ってる場合は
　がしっ!! と太ももをつかんでおさえるで、
　「太もも持ち上げてくださーい」でOK

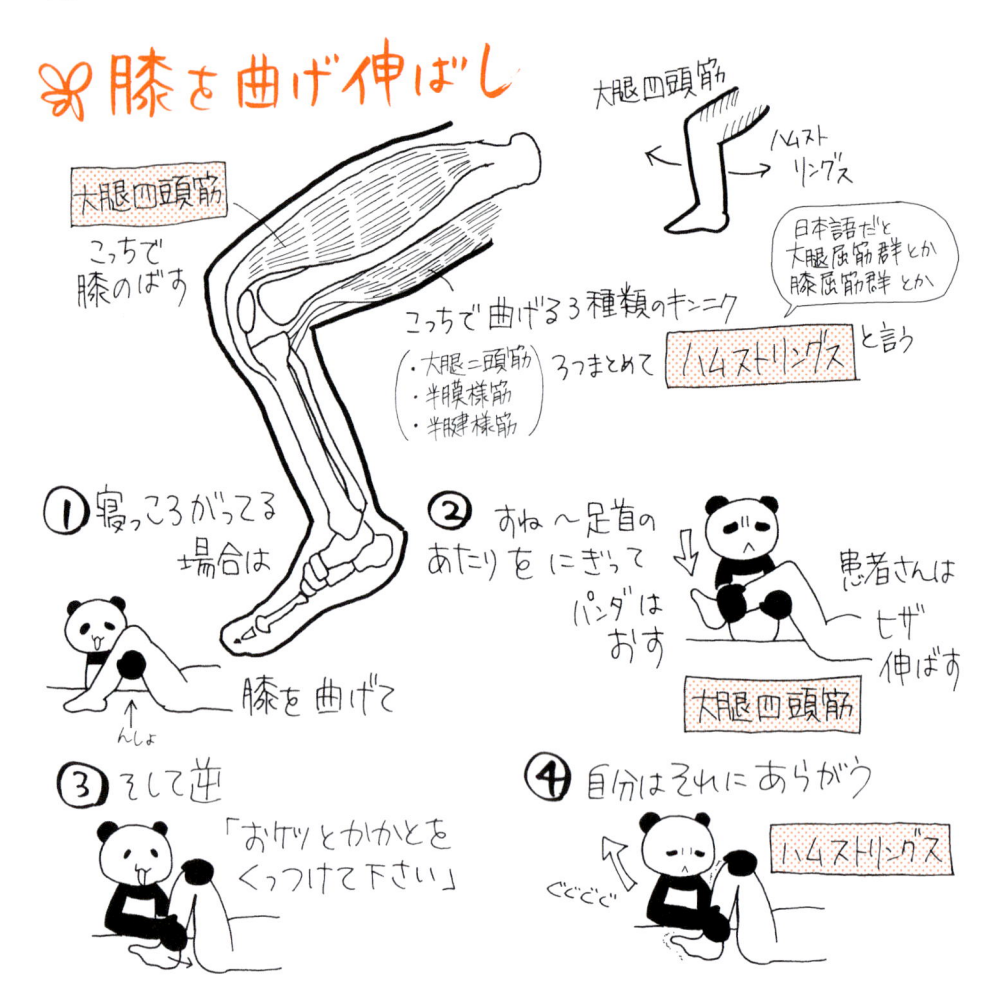

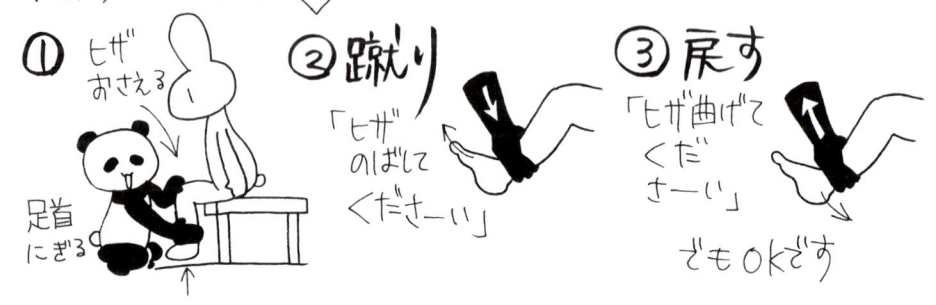

| 顔の神経のみかた | 体の神経のみかた | **筋肉のみかた(MMT)** | 体の感覚 | 腱反射 | 死亡確認 |

068

✿ 膝を曲げ伸ばし

大腿四頭筋 → ハムストリングス

日本語だと大腿屈筋群とか膝屈筋群とか

大腿四頭筋 こっちで膝のばす

こっちで曲げる3種類のキンニク
- 大腿二頭筋
- 半膜様筋
- 半腱様筋

3つまとめて **ハムストリングス** と言う

① 寝っころがってる場合は 膝を曲げて
んしょ

② すね〜足首のあたりをにぎってパンダはおす
患者さんはヒザ伸ばす
大腿四頭筋

③ そして逆「おケツとかかとをくっつけて下さい」

④ 自分はそれにあらがう
ぐぐぐぐ
ハムストリングス

寝かせるのめんどうくさい (ていうか明らかに筋力低下なんてしてなさそう)
だったらこれでもOK ⇩

① ヒザおさえる 足首にぎる

② 蹴り「ヒザのばしてくださーい」

③ 戻す「ヒザ曲げてくださーい」

でもOKです

足首の上げ下げ

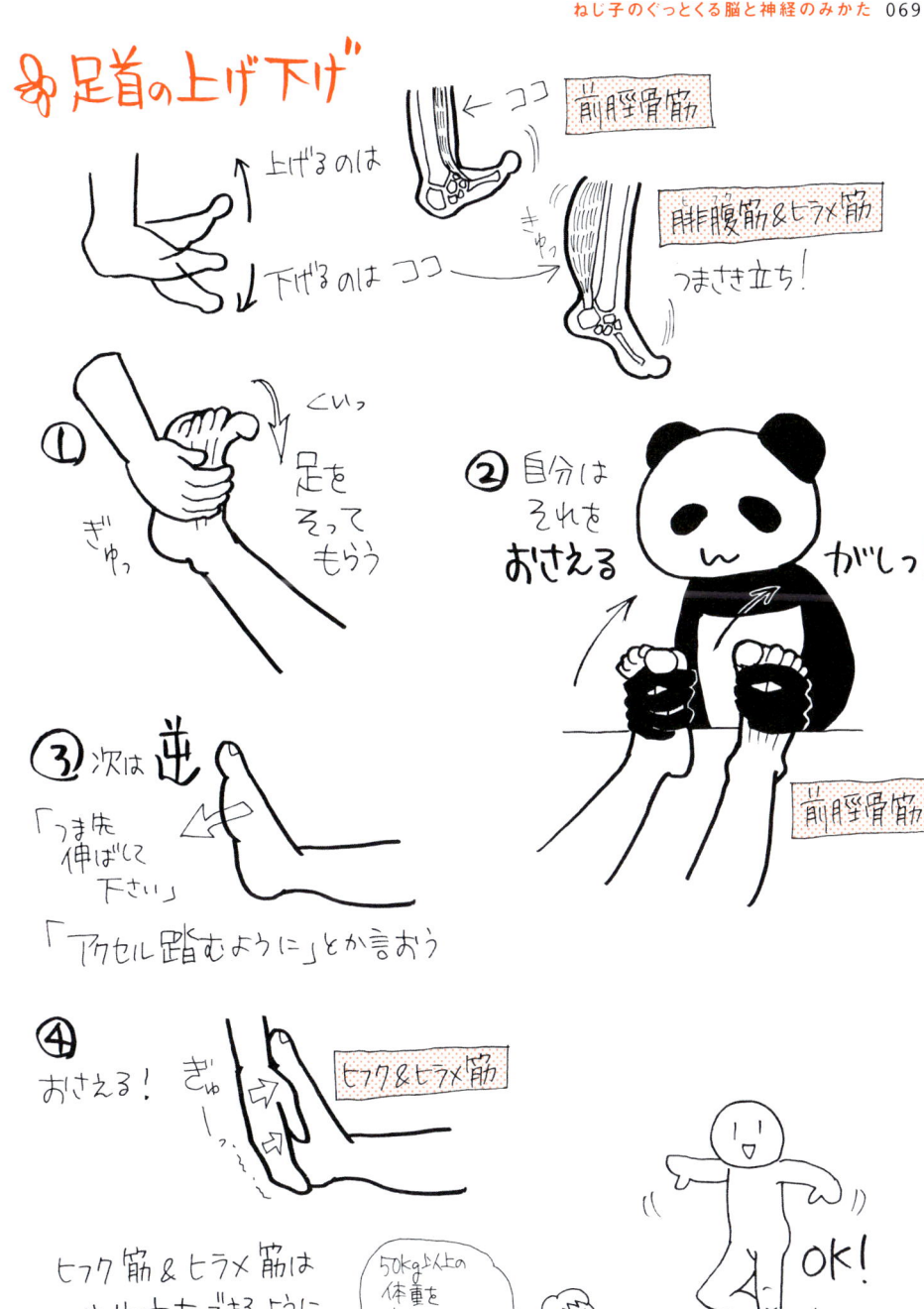

上げるのは ←ココ　**前脛骨筋**

下げるのはココ → **腓腹筋&ヒラメ筋**
つまさき立ち！

① ぎゅっ　くいっ　足をそってもらう

② 自分はそれを**おさえる**　がしっ！　**前脛骨筋**

③ 次は**逆**
「つま先伸ばして下さい」
「アクセル踏むように」とか言おう

④ おさえる！　ぎゅーっ　**ヒフク&ヒラメ筋**

ヒフク筋&ヒラメ筋はつま先立ちできるように**すげえ太い**です

（50kg以上の体重を支えてるんだからねー）

⇒ 片足つま先立ちできればそれで十分。MMT5点と言えます。

OK！

✱ MMTカルテのかきかた。

「上腕二頭筋 MMT 5/5」とか
表現します　　　（右5点）（左5点）

こんな感じで表になってたり

		MMT	右 / 左
首	僧帽筋		/
	胸鎖乳突筋		/
上半身	三角筋		/
	大胸筋		/
	上腕二頭筋		/
	上腕三頭筋		/
	手関節屈筋群		/
	〃 伸筋群		/
下半身	腸腰筋		/
	大腿四頭筋		/
	ハムストリングス		/
	前脛骨筋		/
	腓腹・ヒラメ筋		/
	趾屈筋群		/
	〃 伸筋群		/

←ここに 5〜1 を書こう

こんなにありますが、全部checkすることはめったにありません。そもそも、意識がしっかりしている人は「ここがおかしい」と言ってくれるので、その周囲のMMTをきちんとやればOKだからです。逆に、それすらも伝えられない意識状態の人はMMTどころではないのでやりません。

大ざっぱにこんなくらいのもあります
手足だけで十分

□麻痺 ┌ □右上肢（程度：□軽□中□重）
　　　├ □右下肢（程度：□軽□中□重）
　　　├ □左上肢（程度：□軽□中□重）
　　　├ □左下肢（程度：□軽□中□重）
　　　└ □その他（部位：　　　）
　　　　　（程度：□軽□中□重）

□筋力低下 ┌ 部位：
　　　　　└ 程度：□軽□中□重

□に✓を入れるだけ（チェック）

要介護の主治医意見書とかこんなかんじ

※「5」と書くとそれは「正常」と言ったことになります。
「4」と書くとそれは「少し弱いですよ」ってこと。

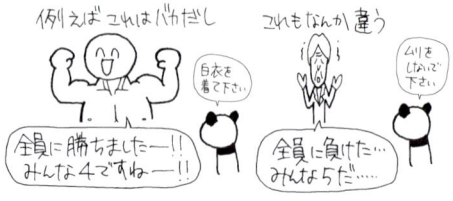

例えばこれはバカだし　　これもなんか違う
全員に勝ちましたー！！みんな4ですねー！！
全員に負けた…みんな5だ……
（白衣を着て下さい）（ムリをしないで下さい）

MMTはある意味、未来の医者への「私（医者）」からのメッセージなのです。
「今の状態」を未来の人に伝えないといけない。

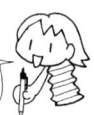

※さらに熟練のリハビリのみなさんは 5⁻ とか 4⁺ とか 4⁻ とか
「＋」「－」を追加して「その中間」を表現したりもします。
一人の人がずーーっと見ている＆評価しているのなら、意味のある数字です。

「ほんの少しよくなった」を表現できるからね。

この場合、他人のMMTと比較するのはあまりイミがありません。

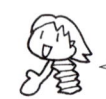

リハビリだとその「ほんの少し」が大いなる希望の光になったりするのです。大切なことだよね。
5⁻ は「正常だけどごくわずかの筋力低下」
4⁺ は「ほとんど正常だけど完璧ではない」
といった感じかな!?

※ほんのわずかな筋力低下には。

MMTでは分からないくらいのマヒ・筋力低下がわかりやすいのはこの3つ↓
「ほんの少し」の筋力低下がわかってマジ便利。

> 実はこの章でいちばん使う！
> これだけ覚えりゃ
> あとはいらんくらい！！

> えー

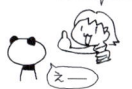

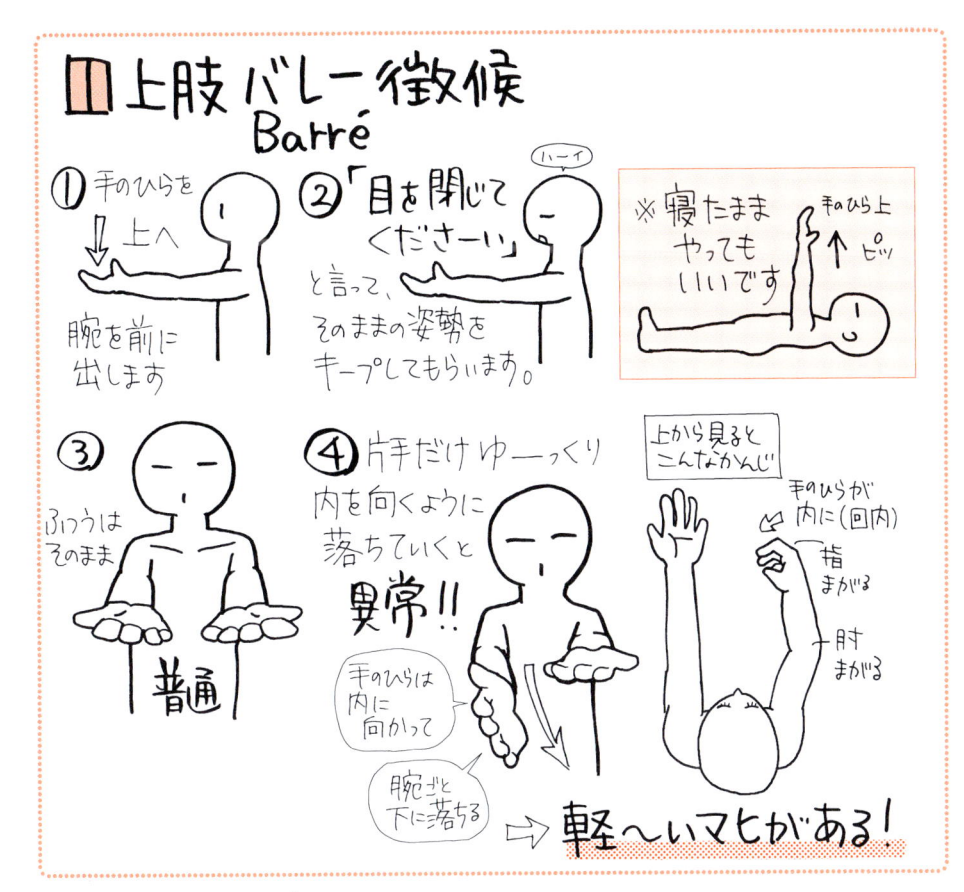

1 上肢 バレー徴候 Barré

① 手のひらを上へ
腕を前に出します

② 「目を閉じてくださーい」
ハーイ
と言って、そのままの姿勢をキープしてもらいます。

※寝たままやってもいいです
手のひら上 ↑ピッ

③ ふつうはそのまま
普通

④ 片手だけゆーっくり内を向くように落ちていくと 異常!!
手のひらは内に向かって
腕ごと下に落ちる
→ 軽〜いマヒがある！

上から見るとこんなかんじ
手のひらが内に（回内）
指まがる
肘まがる

※MMTは大丈夫なのにバレーがダメ!!ということがあります。
→ 筋肉自体のトラブルではなく、その**上流**（脳の運動を司るトコロ→脊髄→神経のどこか）に何らかのトラブルが起こってる!!と考えます。

> 運動野（うんどうや）という名前がついています

→ CTに出ないくらいの **初期の脳梗塞** を見付けるのに まじちょー有効です。救急外来でも 利用しまくり。

→ 「どう見ても大丈夫そうな人」に対して **お手軽にできる** スクリーニング検査としても有効。

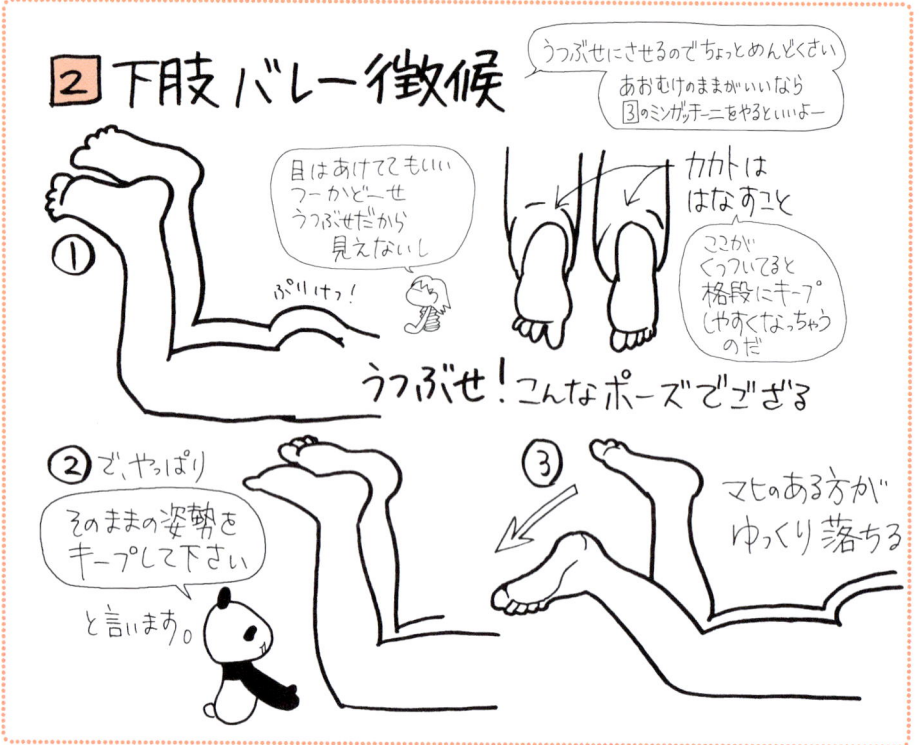

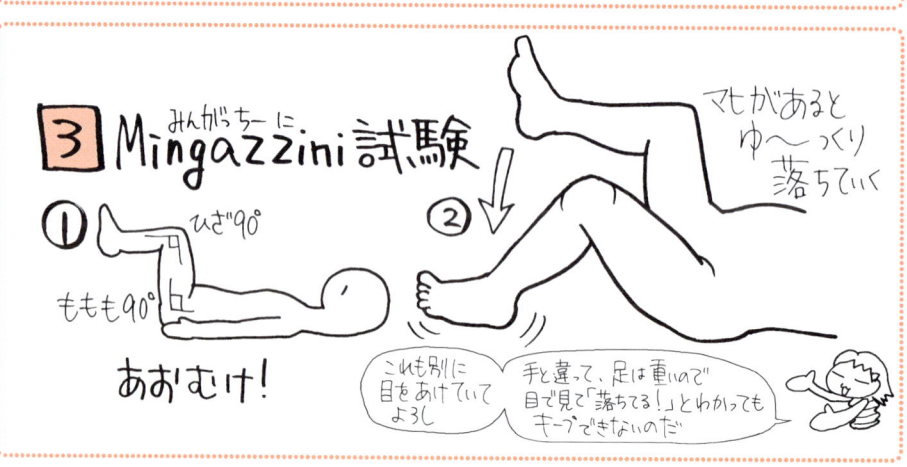

2 下肢バレー徴候

うつぶせにさせるのでちょっとめんどくさい
あおむけのままがいいなら
③のミンガッチーニをやるといいよー

① 目はあけててもいい
  つーかどーせ
  うつぶせだから
  見えないし

ぷりけっ！

カカトは はなすこと

ここがくっついてると
格段にキープ
しやすくなっちゃう
のだ

うつぶせ！こんなポーズでござる

② で、やっぱり
そのままの姿勢を
キープして下さい
と言います。

③ マヒのある方が
ゆっくり落ちる

3 Mingazzini試験（みんがっちーに）

① ひざ90°
  ももも90°
  あおむけ！

② マヒがあると
  ゆ〜っくり
  落ちていく

これも別に
目をあけていて
よろし

手と違って、足は重いので
目で見て「落ちてる！」とわかっても
キープできないのだ

脳と神経のみかた 04

体(からだ)の感覚

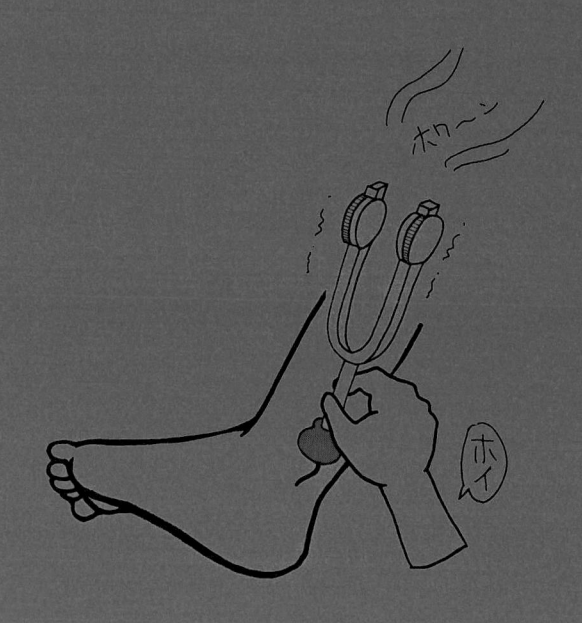

体の感覚のみかた

次は「体の感覚」です。体から、脳へ**「帰って行く」**情報のお話をします。

体や手足にも**「感覚」**はあります。当然ですね。体の皮膚表面で感じたこと、手足の筋肉や関節で感じたことを、「神経」というルートを使って、司令塔である「脳」へ伝えているわけです。

感覚は、目には見えません。その方がどう「感覚がおかしい」と感じているか、それはご本人に申告してもらうしかありません。すべて、患者さんの主観に基づきます。正直、**嘘をつく輩**もいます。**気にしすぎな人**だっています。もちろん、本物の病気だけど**それを上手に伝えられない人**も、いっぱいいます。これを、**いかに客観的に評価するか**。それがこの章の一番のポイントです。

※ カラダが感じる「感覚」には 2つ あって

(i) 表在感覚 — 皮膚や粘膜 など体の表面が感じている感覚
  - (1) 触覚 touch
  - (2) 痛覚 pain
  - (3) 温度覚 Temperature

(ii) 深部感覚 — 骨や筋肉や関節 など体の奥深くがキャッチしてる感覚
  - (4) 振動覚 Vibration
  - (5) 関節覚 さらに ①位置覚 ②受動運動覚 の2つがある（覚えないでいい）

これらが、**あるか？ないか？** を check します
感覚が「なくなっている」のなら、**どこのエリアで**なくなってるかも check します。
つーわけでまずは (1) 表在感覚 つまり **皮膚のカンカクから。**

✿皮膚の神経分布はこんなん。

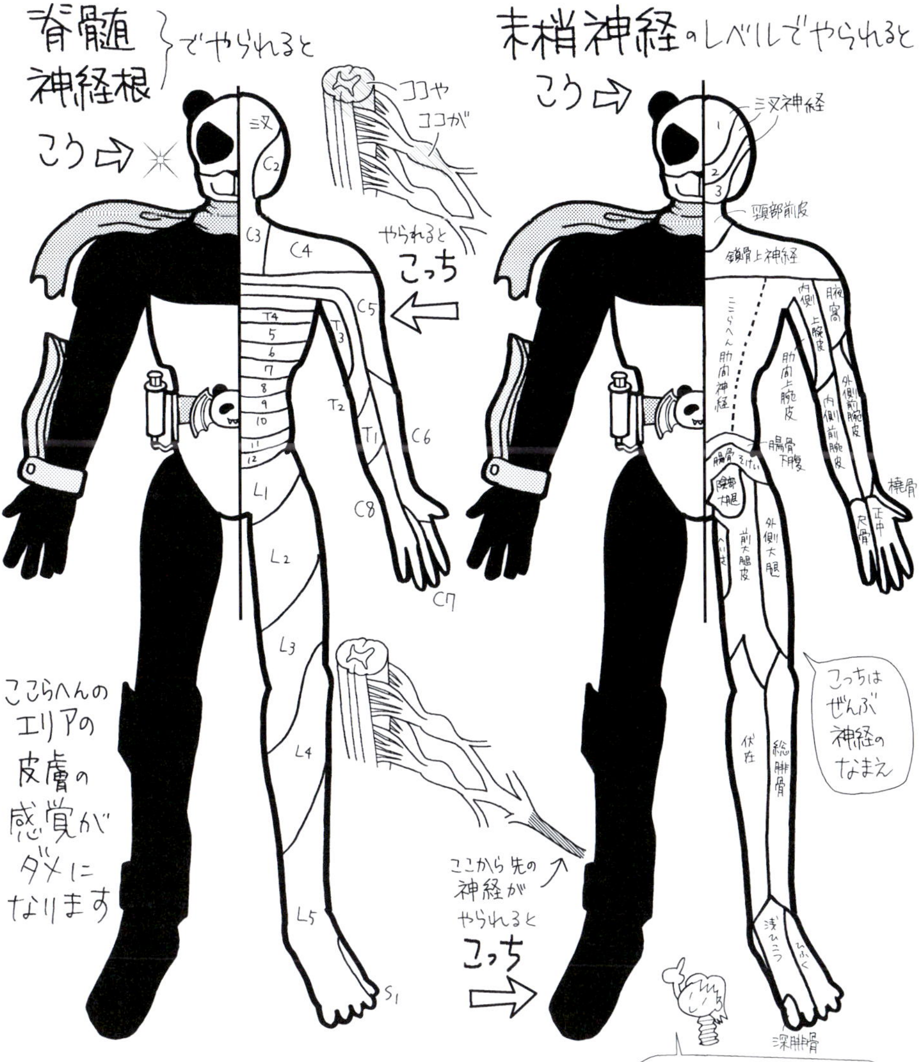

※アバウトな覚えかた

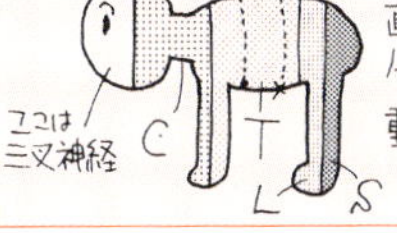

4つんばいになると
直線的な
分布。
動物だったころの
名残です。

ポイント
- 手のまん中がCとTの境目
- 足のまん中がLとSのさかいめ
- 乳首がT5
- ヘソがT10

皮膚の感覚がダメになってたら
さかのぼって、
①脳→②脊髄→③神経根
→④末梢神経→⑤皮膚のうち
どこがダメかを考えるのだ！
（たいていは②③④のどこか）

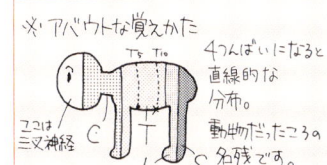

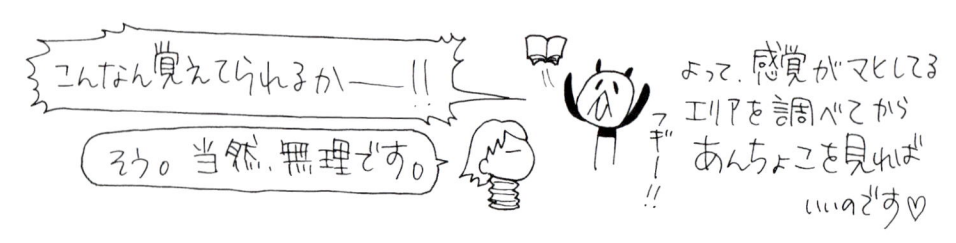

076

| 顔の神経のみかた | 体の神経のみかた | 筋肉のみかた(MMT) | **体の感覚** | 腱反射 | 死亡確認 |

「こんなん覚えてられるかーーー!!」
「そう。当然、無理です。」

よって、感覚がマヒしてるエリアを調べてから あんちょこを見れば いいのです♡

※やり方はさっきやったのと同じ♡

三叉神経（お顔の感覚）のトコロでやりましたね！（P39参照）
基本それと同じ！！

(1) 触覚 —— 筆やら 羽やら こよりやら
(2) 痛覚 —— クリップの先やら ルーラーやら
(3) 温度覚 —— 水入れた試験管やら 冷蔵庫に入ってるアンプルやら 凍らせたモノやら

ポイント1

さっきの地図でも 胴体はこんなカンジで **いも虫状**に神経支配しているので

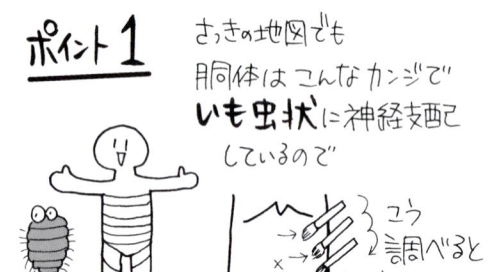

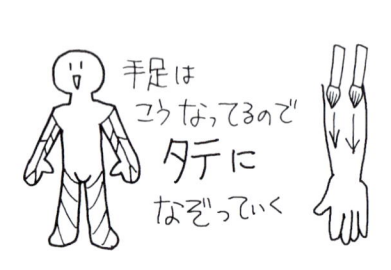

コウ調べると効率がいいヨ！

手足はこうなってるので **タテに**なぞっていく

ポイント2

「ここらへんが 鈍い はず」と予想できる時は
鈍い方からやっていくと
　　境界線（さかいめ）がわかりやすくなります

すすむ→
にぶい　ふつう

逆に、
「ここらへんが 知覚過敏 のはず」とわかってる時は
正常（普通の方）からさわっていく

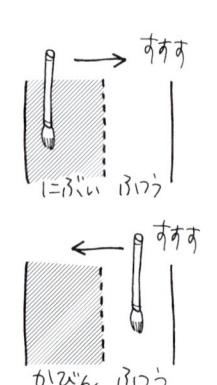

←すすむ
かびん　ふつう

〜次は「振動」感覚。会いたくてふるえる。〜

携帯電話のバイブレーションのような細かいふるえのこと。ブルブル。
振動をいちばん正確に感じるのは実は**骨**です。
⇨ よって**骨**に音叉をおしつけます

❀ どこにくっつけるの？

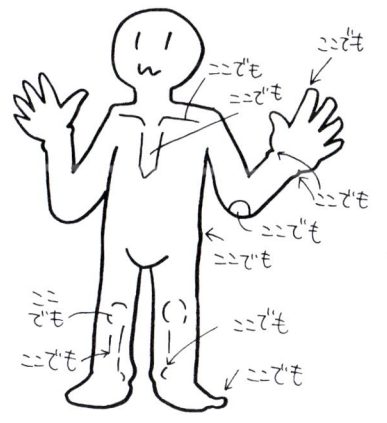

骨のとび出てる所なら**どこでもOK**
だいたい**末端から冒されていく**ので
いちばん最初に**手の先・足の先**を
checkしましょう。

そこで「ん？おかしいぞ？」と思ったら

手首のくるぶし → 肘(ヒジ) → ‥
足首のくるぶし → 膝(ヒザ) → ‥
‥と**上へ**上がっていきます。

❀ まずはオリエンテーションから

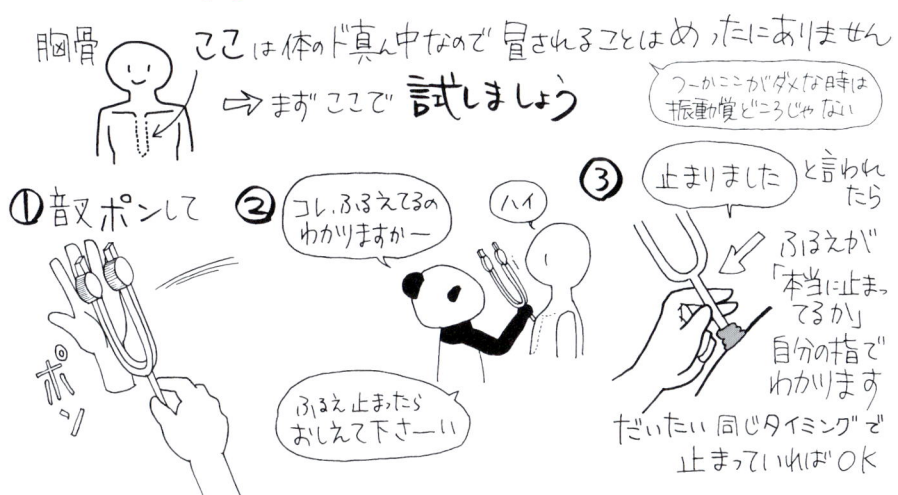

胸骨 ここは体のド真ん中なので冒されることはめったにありません
⇨ まずここで**試しましょう**

（つーかここがダメな時は振動覚どころじゃない）

① 音叉 ポンして

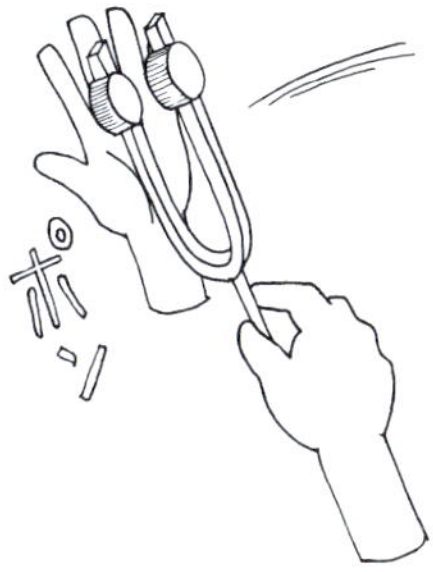

② コレ、ふるえてるのわかりますかー（ハイ）
ふるえ止まったらおしえて下さーい

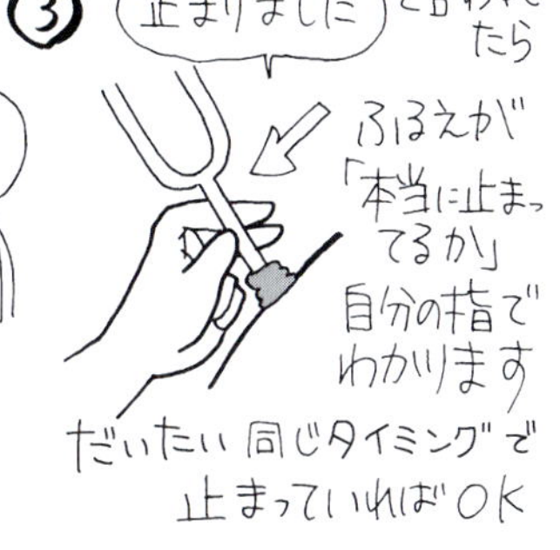

③ 止まりました と言われたら
ふるえが「本当に止まってるか」自分の指でわかります
だいたい同じタイミングで止まっていればOK

078

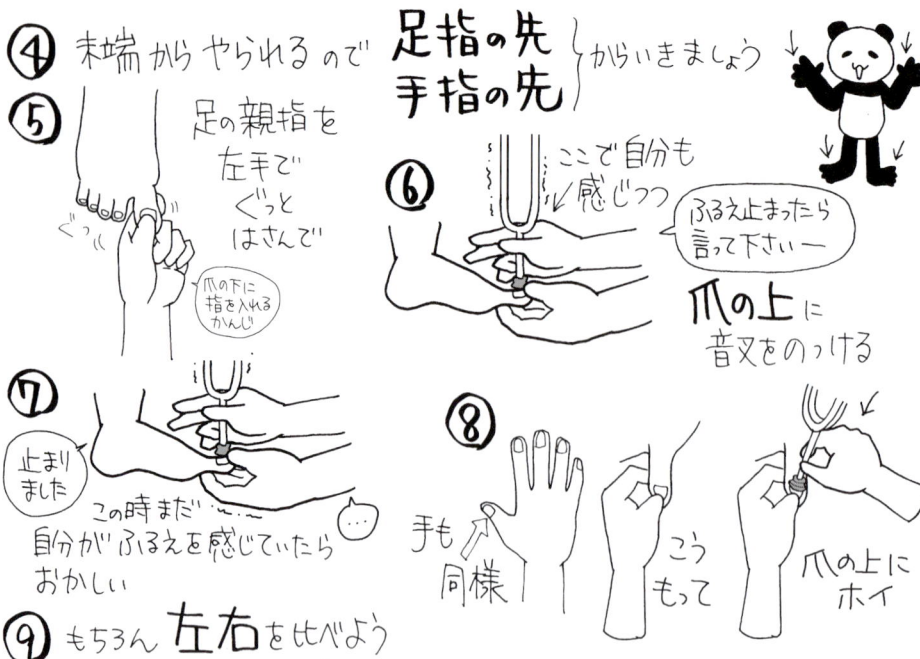

| 顔の神経のみかた | 体の神経のみかた | 筋肉のみかた(MMT) | **体の感覚** | 腱反射 | 死亡確認 |

④ 末端からやられるので **足指の先 手指の先** からいきましょう

⑤ 足の親指を 左手で ぐっと はさんで
（爪の下に指を入れるかんじ）
ぐっ

⑥ ここで自分も感じつつ
ふるえ止まったら言って下さい―
爪の上に 音叉をのっける

⑦ 止まりました
この時まだ自分がふるえを感じていたらおかしい

⑧ 手も同様　こうもって　爪の上にホイ

⑨ もちろん **左右を比べよう**
これが **大丈夫** なら **おしまい**。これ以上、やることない。

⑩ **ダメそう** なら どんどん **上流へのぼっていく**
足のくるぶし　手首のここ
さらにダメそうならここ↓
肘　膝

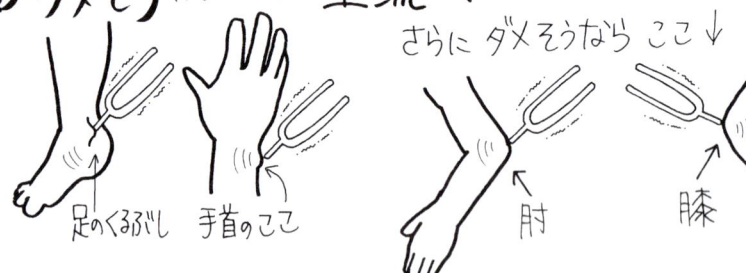

(この章の中で)
実はこれは **いちばん よくやる 検査** です
なぜなら **糖尿病の末梢神経障害**(ニューロパチー)を
調べる時に使うからだ！！

糖尿病の患者さん最近すげー増えたからね――
今や国民病だよなー

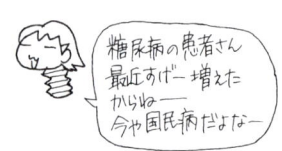

糖尿病性ニューロパチー

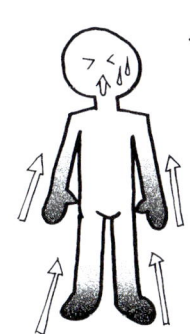

特徴1 手袋&靴下 エリアの末梢神経がやられます

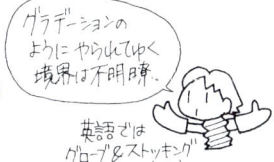

（グラデーションのようにやられてゆく。境界は不明瞭。英語ではグローブ&ストッキングという）

特徴2 けっこう早期から振動覚が落ちる
皮膚の感覚鈍麻よりも早い
⇒ 末梢神経のダメージを早めに見つけるのに便利！！

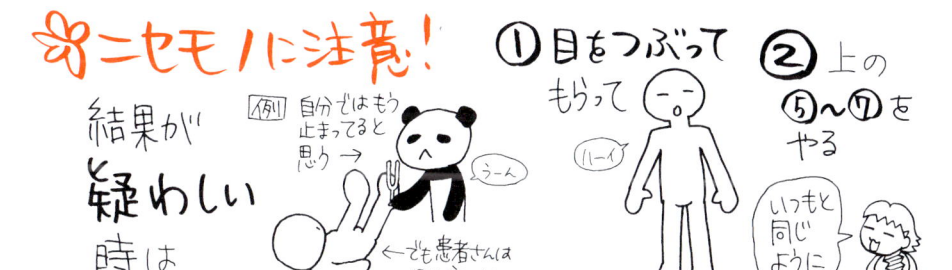

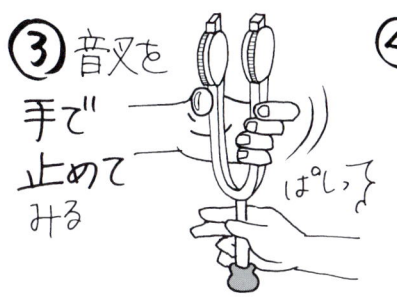

（だからおススメ!!）

※ ニセモノに注意！

結果が**疑わしい**時は

[例] 自分ではもう止まってると思う → でも患者さんは何も言わない　うーん

① 目をつぶってもらって（ハーイ）

② 上の⑤〜⑦をやる（いつもと同じように）

③ 音叉を手で止めてみる（ぱしって）

④ 何の申告もなかったら…
こりゃーうさんくさいわー…

→ 嘘をついている（ふるえを感じてるふり）
→ 検査の意図が伝わっていない（もう1回やり方説明を）
→ そもそもこの検査できる状態じゃない。それ以前の問題。（知能レベルとか意識レベルとか）

※ 次はカンセツの感覚だ！

関節が今「どのくらい曲がってるか」「どっちに曲がってるか」「どのへんにいるか」という情報を（もちろん無意識のうちに）関節から→脳に飛ばしています。それが**関節覚**です。

（だから目をつぶっていても人は歩くことができるのだ）

080

| 顔の神経のみかた | 体の神経のみかた | 筋肉のみかた(MMT) | **体の感覚** | 腱反射 | 死亡確認 |

✲「今どのへんにいるか」の検査

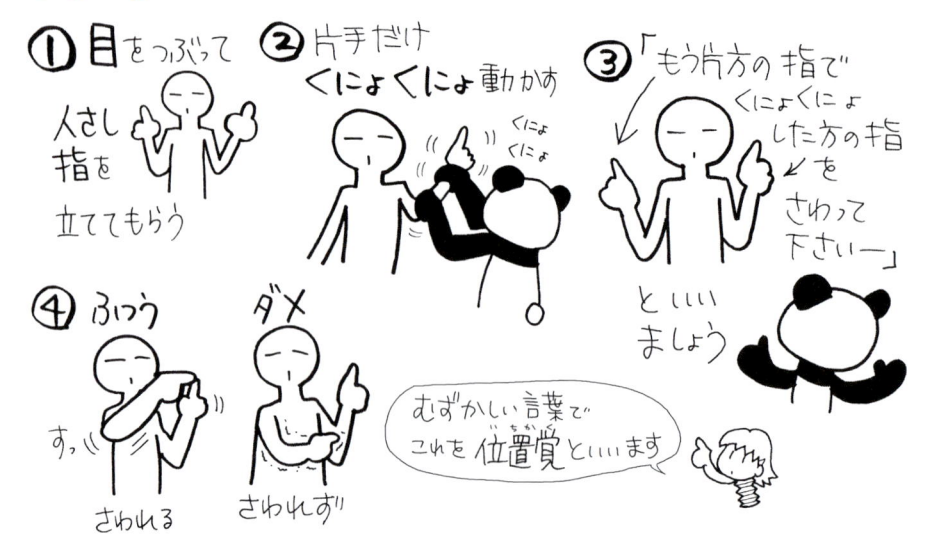

① 目をつぶって 人さし指を立ててもらう

② 片手だけくにょくにょ動かす

③ 「もう片方の指でくにょくにょした方の指をさわって下さい―」といいましょう

④ ふつう　すっ　さわれる　／　ダメ　さわれず

むずかしい言葉でこれを **位置覚** といいます

✲「どっちに曲がってるか」のチェック

むずかしい言葉で **受動運動覚**

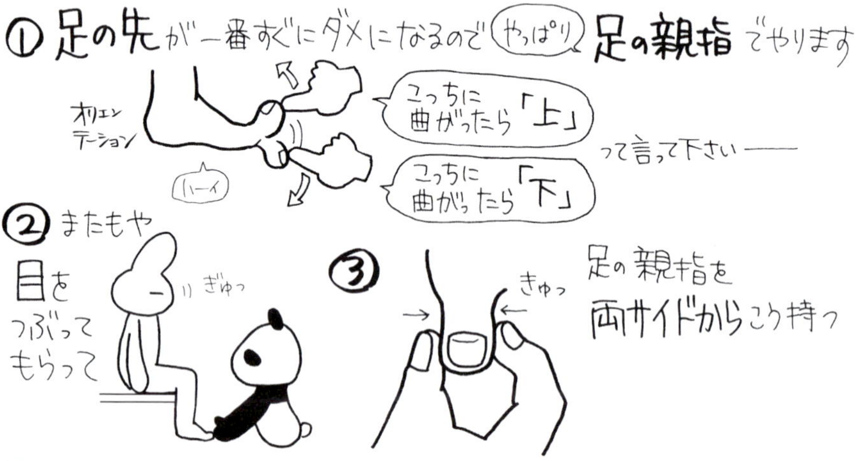

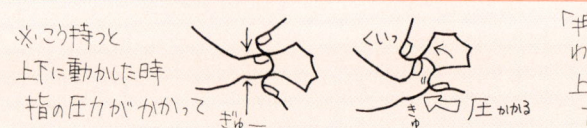

① 足の先が一番すぐにダメになるので（やっぱり）足の親指でやります

オリエンテーション

こっちに曲がったら「上」　こっちに曲がったら「下」って言って下さい――

（は―い）

② またもや目をつぶってもらって　ぎゅっ

③ きゅっ　足の親指を両サイドからこう持つ

※ こう持つと上下に動かした時指の圧力がかかって　ぎゅー　きゅっ　圧かかる　「押されてる」ことがわかっちゃう(触覚)ので上下がわかりやすくなってしまう

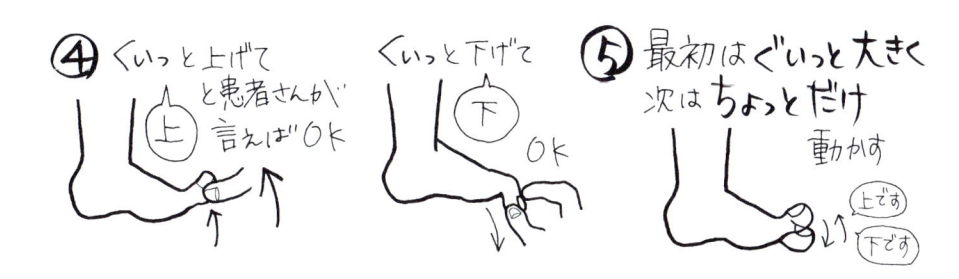

④ くいっと上げて「上」と患者さんが言えばOK
くいっと下げて「下」OK
⑤ 最初はぐいっと大きく 次はちょっとだけ 動かす
「上です」「下です」

✤ うーん、なんかよくわからん……。

感覚は「自分で感じるもの」で、他人からは見えないので、「感覚がおかしい」という訴えはすべて患者さんの自己申告＆自己評価になります。正直、かなり客観性が乏しく、難しい検査です。なんつーか、「気のせい」や「一時的なもの」がすごく多いジャンルなのよー

[例]
- 採血したせいで腕がしびれた → ものすごくよく訴えられるけど一時的なものがほとんど。神経にあたってる例はごくまれで、1万〜10万人に1人のレベルです。時ならばそんな浅いトコロに太い神経は普通は存在しません。
  → まあでもその人が1万人に1人かもしれないし、反論しても仕方ないので患者さんが「ビリッとする」と言ったり、すごーく痛がる時は採血の場所を変えよう！

- 血圧を測ったせいで腕がしびれた → たいていマンシェットでしめつけられたせいで一時的なもの （休めば治るんじゃ…？）

- ○○の運動をした後に腕がしびれた → "力みすぎ、使いすぎ"

（患者さんの訴えは色々で、おそらく嘘ではなく、本当に痛かったりしびれていたりするのでしょうけど、「○○のせいでこうなった」という因果関係は信用なりませぬ）

- そもそも意識なかったり 精神の病気だったり 知能が低かったり → 調べるのムリ
- 患者さんが 診察に疲れてる／キンチョーしてる／病気かも！ってことでテンパリまくり、動揺しまくり
  → 正確に感覚を伝えられなくなる。2回やって結果がかわったり。 （ホントかよ あやしい…？）
- 感覚、てけっこう暗示にかかりやすい
  → 例えば医者が「おかしいなあここらへん鈍いはずなんだけどなあ」とか呟くと、ホントに感覚が鈍くなる（ような気がしちゃうんだよ人間って）

このような主観的な訴えの中から、「ホンモノ」つまり物理的／化学的にぶっ壊れている所がある。いつ見ても、誰が見てもある。→ 器質的（organic）なものと、

| 顔の神経のみかた | 体の神経のみかた | 筋肉のみかた(MMT) | **体の感覚** | 腱反射 | 死亡確認 |

082

「ニセモノ」ていうか物理的/化学的に（少なくとも現時点では）悪い所が見付けられない
→ 一時的なもの/心理的/心因性/気のせい etc なものを
見分けることが必要になってきます。

> 初めから嘘だと疑うのはよくありません。でもホンモノとニセモノを見分けるのは重要なお仕事です。ニセモノをホンモノとして検査や治療をやりまくってしまった場合、一番不利益をこうむるのは患者さんですから。

✳ これらを見分けるために!!

対処法 1 **左右** でくらべる 〈いたがってそう!!〉

対処法 2 **神経の支配している領域** に沿っているか、
合うかをきちんと check する。
神経支配領域に沿っていない、かつ他の有名な神経障害の
パターンにも合致していなければ、⇒ 論理的に説明できない
＝（イコール）**一時的なもの** や **気のせい** や **ヒステリー** や **嘘**
であることが多いです。
少なくとも「神経を物理的にブチッと損傷したせい」ではないと言えるわけです。

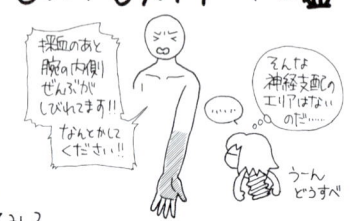

> 採血のあと腕の内側ぜんぶがしびれてます!! なんとかしてください!!

> そんな神経支配のエリアはないのだ……

> ……

> うーんどうすべ

対処法 3 **日をおいて** もう一回 調べてみる
○ 一時的な 血流不足・圧迫によるしびれ ならば 15分もすれば元に戻ります
[例] 正座の後の足のしびれ
○ そうじゃなくても 一日〜一週間 おいてみましょう。日を改めてやる。
患者さんの緊張や検査疲れが原因だったら改善したりします。

対処法 4 2回やってみて **結果が変わってる** 時は **ニセモノ** のことが多いです。

対処法 5 感覚のテストは **ふいうち** がオススメです♡
　(1) 目を閉じてもらって
　(2) ランダムな間隔をあけて　　｝ ふれてみましょう
　(3) 告知せずに
　(4) 色んな所を飛び飛びに

> 反応しちゃダメなところで反応したり、さわってることを伝えてないのにわざわざ「そこわかりません」と申告してくれたりしたらとっても怪しいです

> ホントに麻痺なら「さわってることすらわからない」はずなんだよネ

～門外不出!!ヒステリー大特集～

まず最初に、**古典的な「ヒステリー」**という病気についてお話します。

古典的には、ヒステリーは**「物理的にはどこも悪くなっていない」「客観的に見て、いくら検査しても悪いところが見つからない」**のに、意識障害が出たり、手足が動かなくなったり、感覚がなくなったり、声が出なくなったり、失神したり痙攣したりもうろうとしたり、二重人格になったり幼児退行したり記憶喪失になったりする病気のことです。原因は**「精神的なもの」**としか、説明のしようがありません。つまり心因性です。とにかく症状が大げ派手で芝居がかっていて、周囲に「心配してくれるであろう人間」がいる状態で起こること、なんらかの疾病利得（病気になることによって得られる利益）があるのがポイントです。

「いくら検査しても悪いところが見つからない」と断言するためには、相当な数の検査が必要です。ないものを「ない」と証明するのは、いわゆる**「悪魔の証明」**であり、困難を極めます。臨床は忙しく時間も限られてますし、夜間や救急であれば実施可能な検査もひどく少なくなります。手間も時間もかけていられません。そんな現場では、**ヒステリーをヒステリーと短時間で見極めるテクニック**がきわめて役に立ちます。この後、イラストでご紹介しますのでぜひ御覧ください。

「ヒステリー」という現象は、古代ギリシャ時代からありました。**その語源は「子宮」**であり、子宮が体の中を動き回るせいでおこる女性特有の病気だと思われていました。中世ヨーロッパではヒステリーの治療法として「未亡人と修道女は産婆に手で性器をマッサージしてもらえ。既婚者と売春婦は男とセックスしろ」などと大真面目に語られていましたし、「水をある程度の勢いにして女性器にあて続けると、ヒステリー患者は最初は痛がるが次第に落ち着き、紅潮し、そのうち満足し、気分よく帰っていく」などと医学書に本気で書いてありました。「それって、女性のシャワーオナニーというやつでは……?

落ち着いて帰宅ってそれはオーガズム後の賢者タイムというやつでは……?」と、21世紀日本の女医であるねじ子は思ってしまいますが、それは女性の性欲の存在が確かに認められている時代に生きてるからこそ言えることです。きっと当時の治療法によって、一部の女性患者の心は確かに落ち着いたのでしょう。だって性欲は偉大ですから。そりゃ落ち着くよね。ちなみに1900年頃が舞台のシャーロック・ホームズ作品には、恐怖のあまりヒステリーを起こしてぶっ倒れそうになった依頼人の口に、ブランデーを少し入れた水を流し込むワトソンの描写がたびたび出てきます。その後、フロイトなど精神分析家の活躍により、ヒステリーは（子宮の動きなどではなく）**「心因性の障害」**として、研究されるようになっていきました。

しかしその一方で、「ヒステリー」という言葉はどんどん一人歩きして、一般人にも広がっていきます。自己中心的でこらえ性がなく、短気で感情の起伏が激しい状態を示す一単語として、世界中に広がってしまったのです。結果的に「ヒステリー」という言葉は、昔から使われていた医学用語とはかけ離れた意味になり果ててしまいました。よって今では、「ヒステリー」という言葉は診断名として使わないことになっています。

古典的なヒステリーのうち、
- **意識障害**があるもの＝**解離性（型）障害**
- **運動障害・知覚障害**があるもの＝**転換性（型）障害**
- **退行現象**があるもの＝**退行性（型）障害**

というのが現在の正確な診断名です。でも、転換という言葉は意識消失・けいれん発作である「癲癇（てんかん）」と聞きまちがえやすいですし、解離性障害という言葉も「解離性同一性障害」「解離性感覚障害」「解離性大動脈炎」など似たような名前の（でもまったく違う）病気が多いため、**非常に覚えにくく**、なかなか普及しないのが現状です。よってこの本でも、まずは「古典的ヒステリー」として大まかな概念を紹介しています。

| 顔の神経のみかた | 体の神経のみかた | 筋肉のみかた(MMT) | **体の感覚** | 腱反射 | 死亡確認 |

084

～今回はとりあえず "3つだけ!!" ご紹介～

1. Drop test
2. Hoover test
3. Bowlus & Currier test

やることは簡単!!

他にも細かいの色々あるけどここでは割愛

まずはこの3つをみんな出来るようになろう

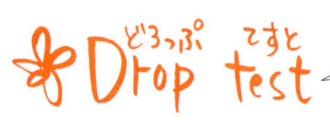

✿ Drop test (どろっぷ てすと)

Arm Drop test とか Hand Drop test とか書いてあることもあります。よーするに「腕を落としてみる」テストです

意識がまったくなくなってるタイプのヒステリーの鑑別におススメです。

完全に意識なし JCS Ⅲ-300

でもバイタルは妙に安定している

ぶん ぶん

全身のヒステリー性けいれんもよくある

ヒステリーのけいれんは左右の頭ふりと上下の腰フリが強い傾向があります

① 片方の腕を顔の上にもっていって

んしょ

横から

正面から 顔の真上!!

ぐいっ

② ぱっと手をはなす

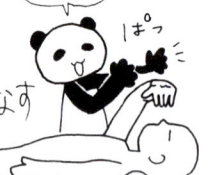

とっぜんはなすのがポイント!!

ぱっ

③ 本物の意識障害であれば手はドゴッと顔面の上に落ちる

おっと

ドゴッ 直撃!!

危ないのであんまり高くからはやらないように

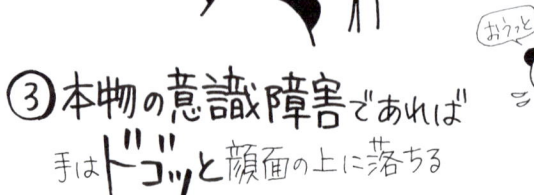

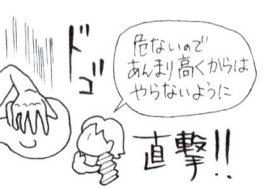

ねじ子のぐっとくる脳と神経のみかた 085

④ヒステリー だと

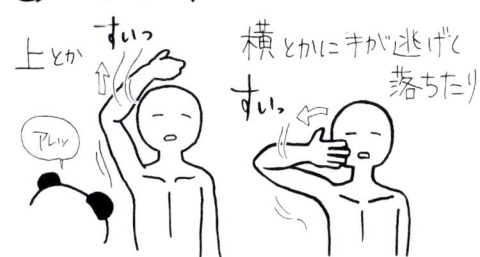

上とか すいっ
「アレッ」
横とかに 手が逃げて 落ちたり
おでこに安全な着地をみせたり 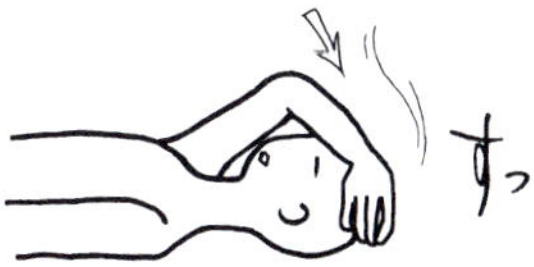
すっ
顔面にドゴッと直撃しない

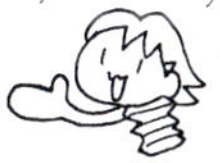

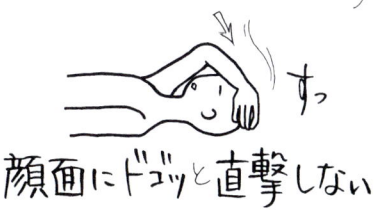

⑤いちおう両手でためしましょう

片方の手が不自由というパターンもあるからねー

✻ Hoover test フーバーテスト

(Hoover sign: フーバー徴候 と言うこともあります)

Hoverさんは1900年頃のアメリカのとんでもなくセンスのいい内科医です。Hooverさんの名がつく徴候には2つあって、1つはコレ(神経内科)。もう1つは呼吸器内科です。

意識はきちんとあって、でも
{ 右半身が麻痺してる とか
  片足だけ動かない とか }
の片側だけの運動マヒを
訴える患者さんにオススメです。

※もう1つのHoover徴候

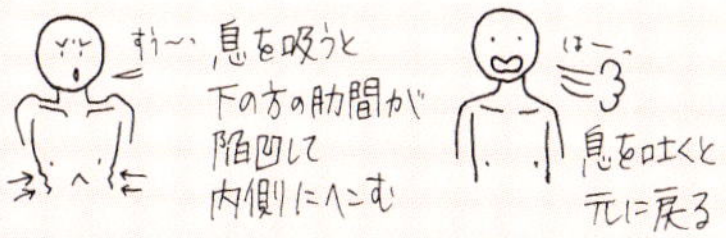

すー 息を吸うと下の方の肋間が陥凹して内側にへこむ
はー 息を吐くと元に戻る

→ COPDとか閉塞性肺疾患のときにおこります。どっちのHooverも目のつけどころが鋭い、かつシンプルでやりやすい検査です。うーん、センスいいよなー。

①
こっちは動く
右 左
こっちは動かない
……という設定の患者さんがいたとします。

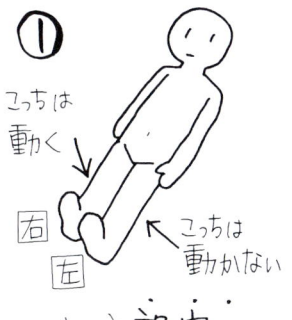

②
うごくはず / うごかないはず
んしょ んしょ
両足のカカトの下に手を入れて軽くカカトをつかみます。
踵の下に手を入れて足の重さを感じるだけでOKです

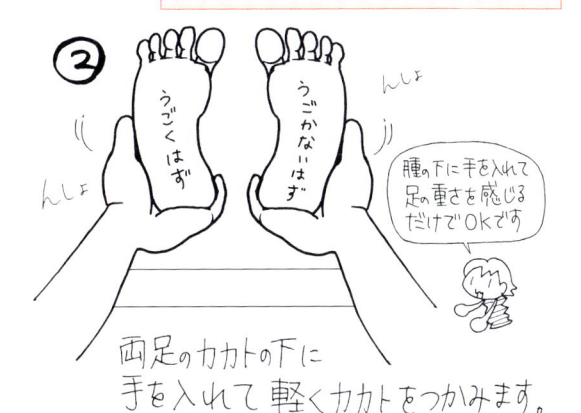

③まずは
動かせる方の足を

もち上げてくださーぃ

と言いましょう

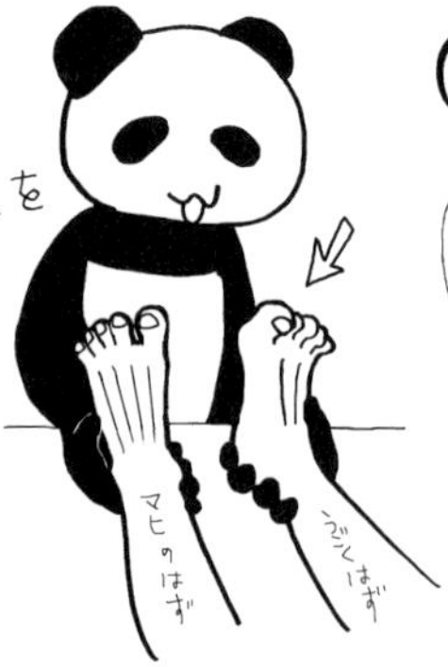

④当然 もち上がるはずです

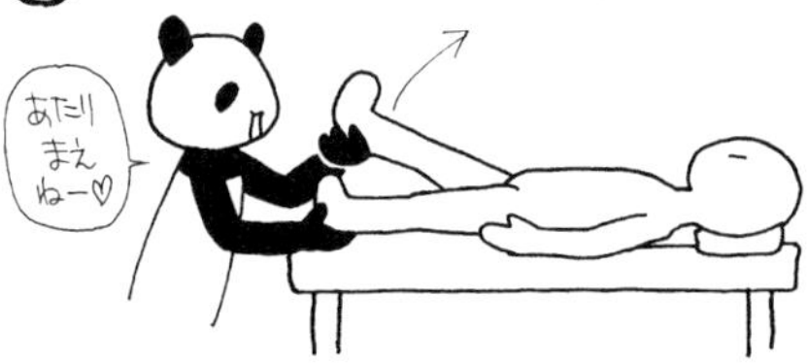

⑤すねに手をおいて
力(ちから)**くらべ**も
しましょう

ボクは下げようとするんで
力いっぱい足をもち上げて
くださーい

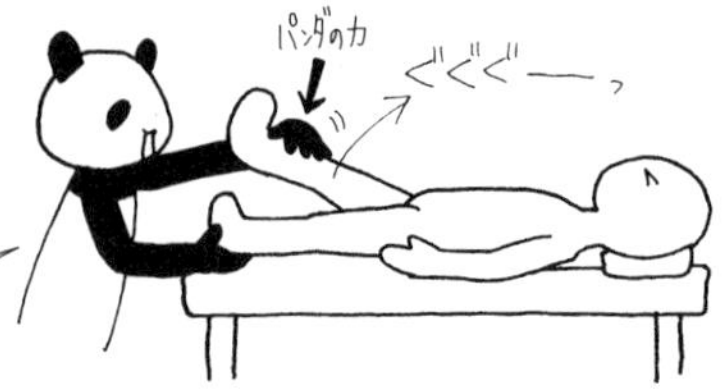

⑥**この時! 実は! 大事なのは こっち!**
動かしていない方の
足の下で**感じる重さ**です

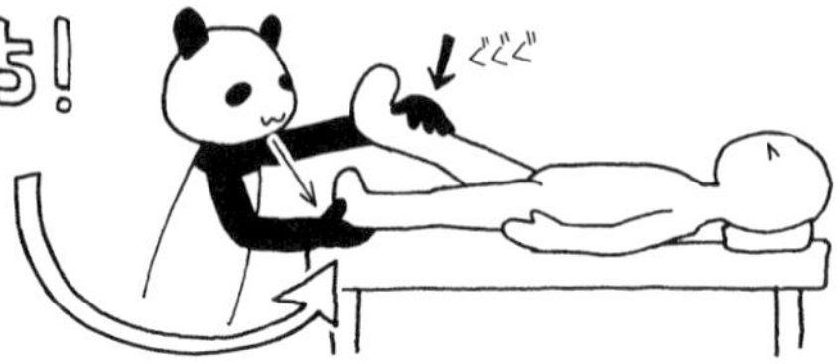

⑦

ホントにマヒなら、

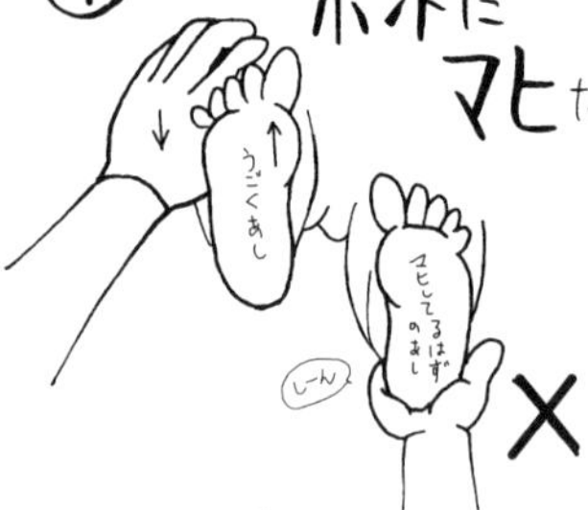

マヒしてる足には
力が入らないので、
こっちの手には力を感じません
(感じてもすごく弱いです)

ニセモノのマヒなら、

こっちの手に
ぐぐっと力を感じます

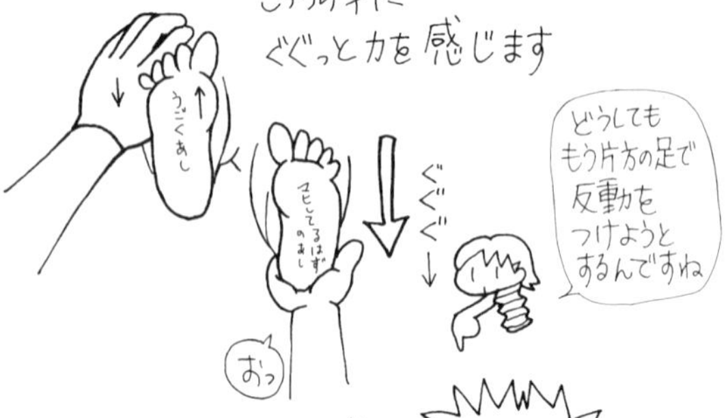

マヒしてるはずの
足なのに……。

にせもの

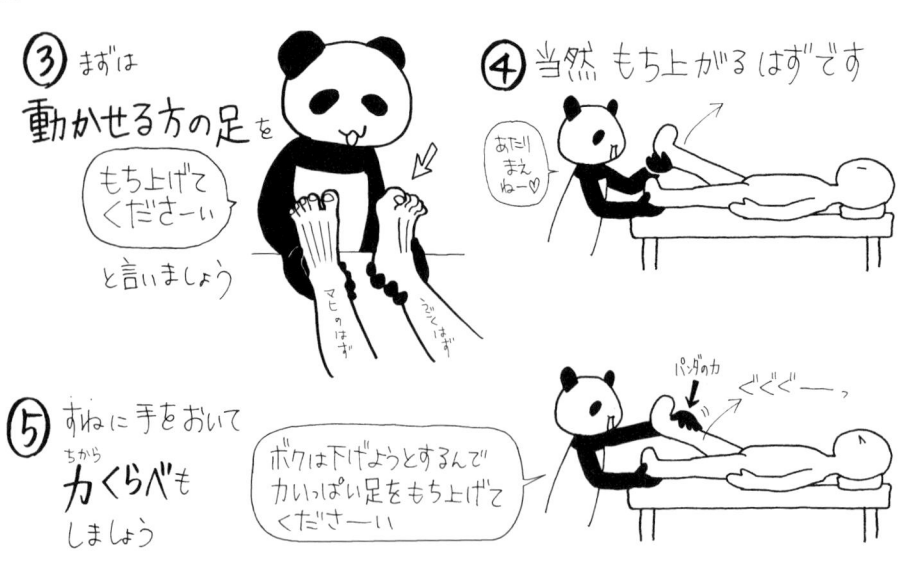

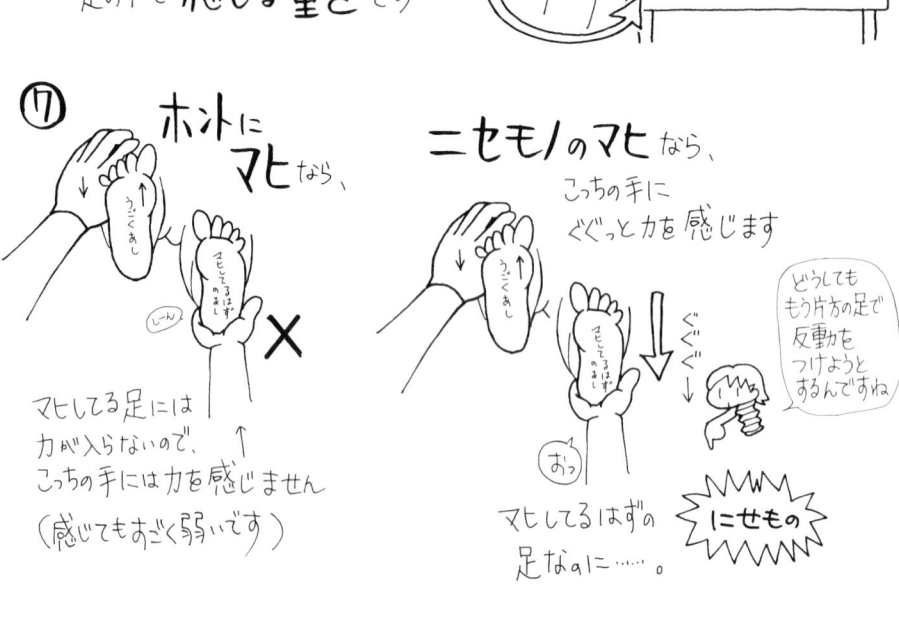

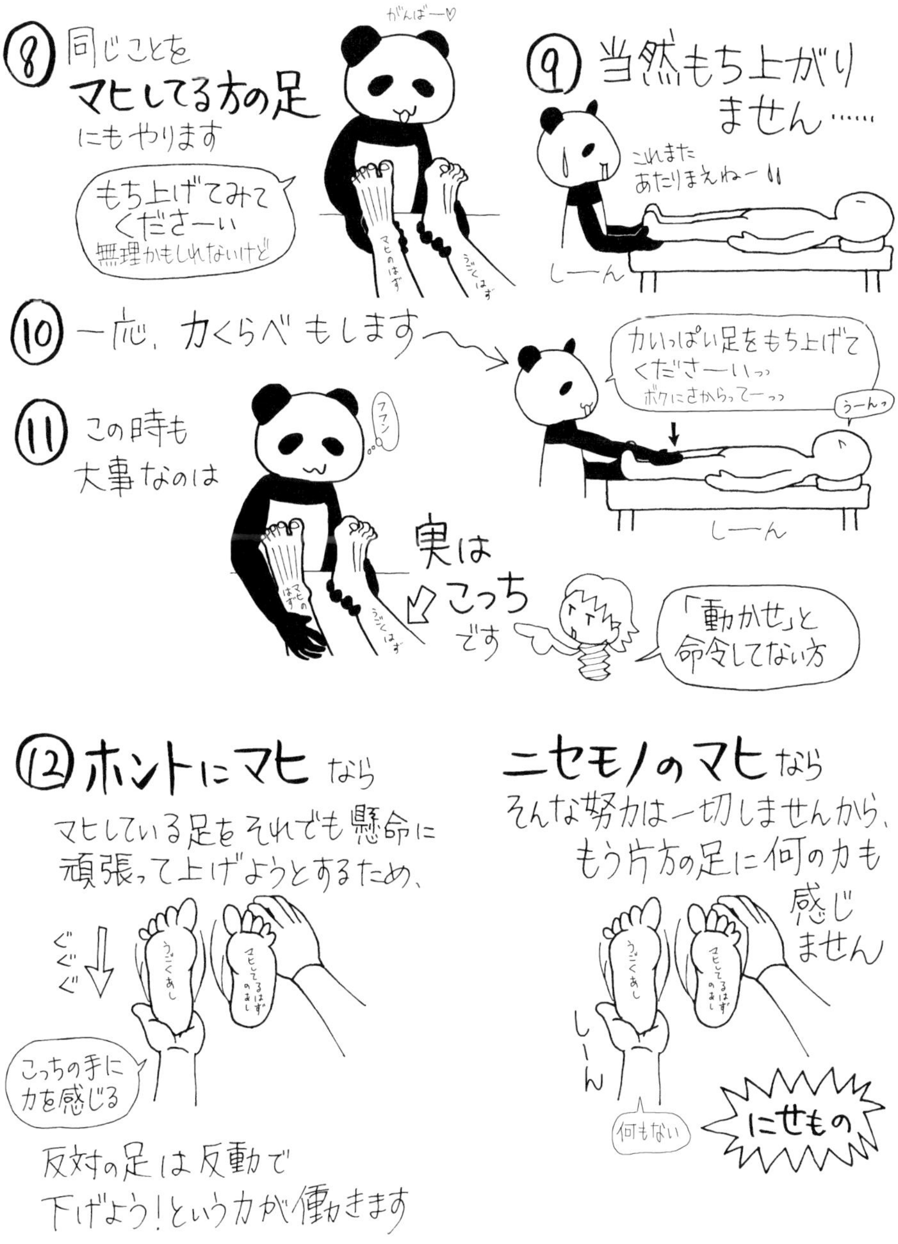

ねじ子のぐっとくる脳と神経のみかた 087

⑧ 同じことを **マヒしてる方の足** にもやります

「もち上げてみてくださーい 無理かもしれないけど」

がんばー♡

⑨ **当然もち上がりません……**

これまたあたりまえねー!!

しーん

⑩ 一応、**力くらべ**もします

「力いっぱい足をもち上げてくださーいっ ボクにさからってーっっ」

うーんっ

しーん

⑪ この時も大事なのは

フンッ

実は↓こっちです

「動かせ」と命令してない方

⑫ **ホントにマヒ**なら

マヒしている足をそれでも懸命に頑張って上げようとするため、

ぐぐぐ↓

「こっちの手に力を感じる」

うごくあし／マヒしてるほずのあし

反対の足は反動で下げよう!という力が働きます

ニセモノのマヒなら

そんな努力は一切しませんから、もう片方の足に何の力も感じません

しーん

「何もない」

にせもの

Bowlus & Currier test

ボーラス キャリアー（どっちも人名ね）

別名「じゃんけん前のアレ」

体の半分の感覚障害とか手や指の感覚障害がある患者さんにオススメ！

やりましょう！

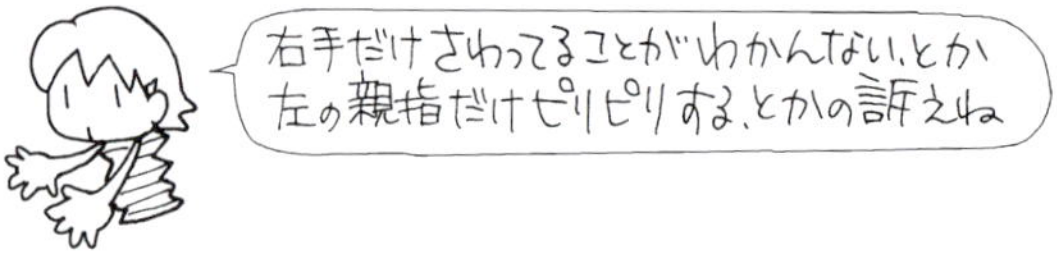

①両腕を前に伸ばしてー

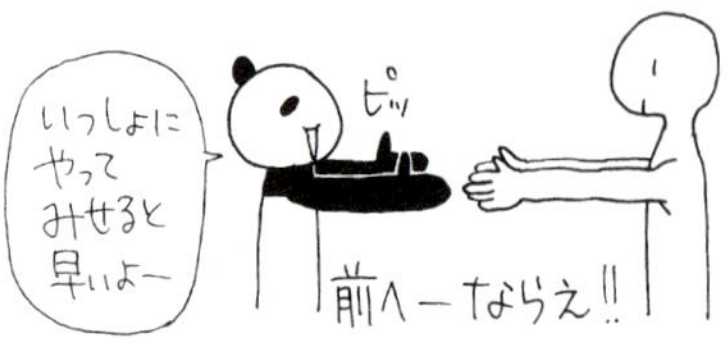

②手をクロス

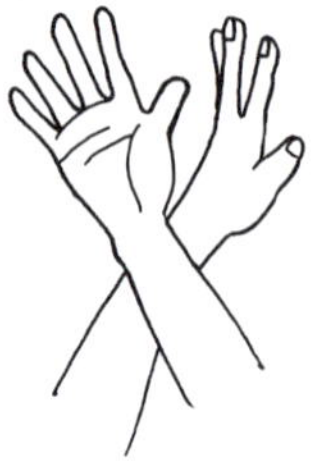

③

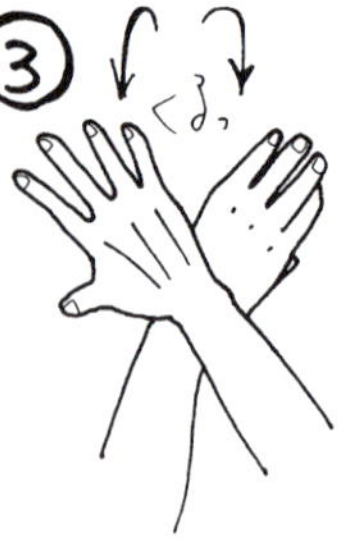

親指が下になるようにくるっとひねって

④組む

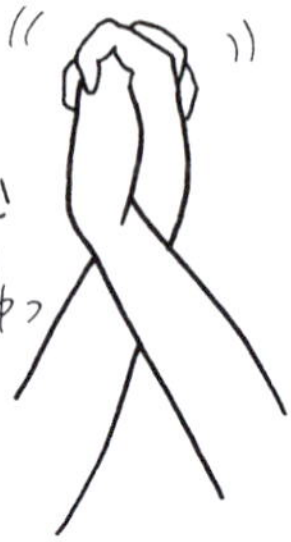

⑤くるっと

胸の前にひねってもどす

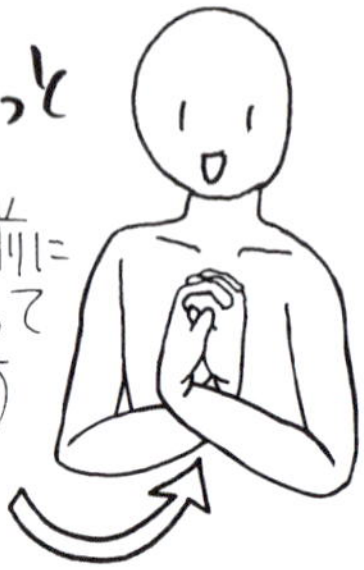

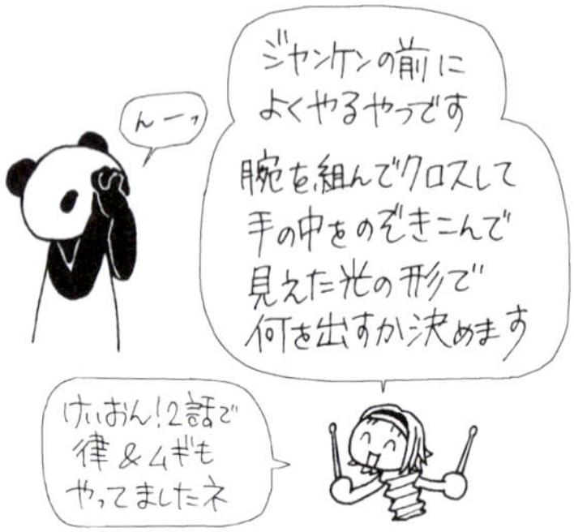

⑥親指だけは元に戻してもらいます

こんなポーズ

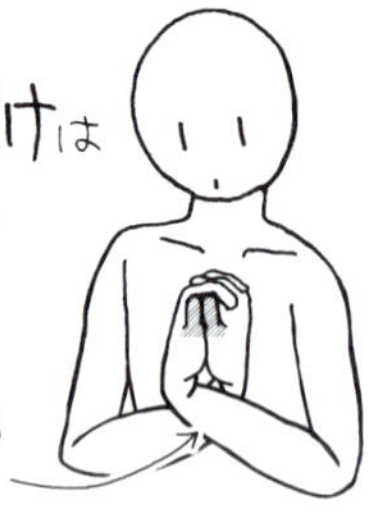

⑦どこからでもいいんで指先をさわって

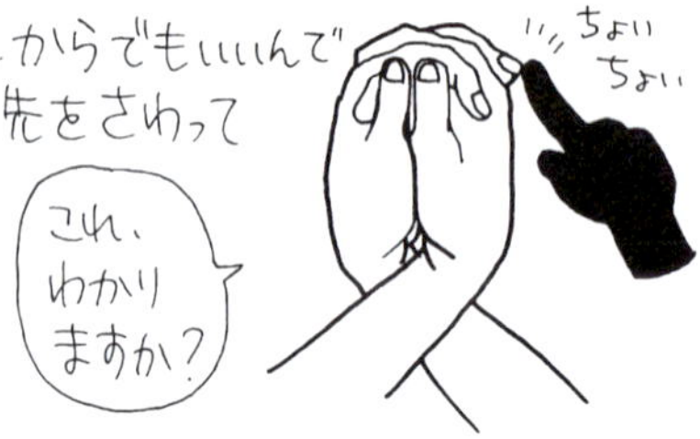

⑧迷いなくズバッとマヒしてるかどうかを言えれば

（しかもそれが最初に言ってた症状と一致していれば）ホンモノっぽい

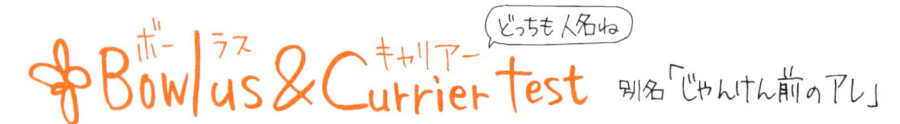

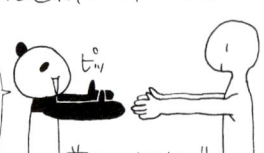

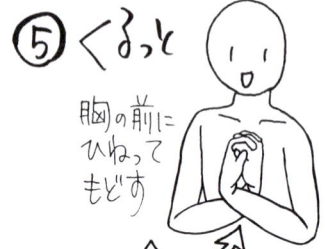

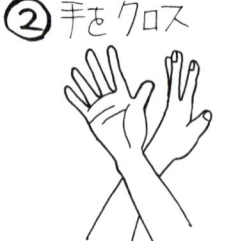

⑨ ちょっと迷ってる or 答えを考えちゃってる or そもそも答えが右左間違ってる ようだと ニセモノくせぇ‼

>「わかる」にしろ「わからない」にしろ即答できるかどうかがポイントです

⑩ いろんな指で試そう
意外と「どの指がどれか」もすぐにはわかんなくなります

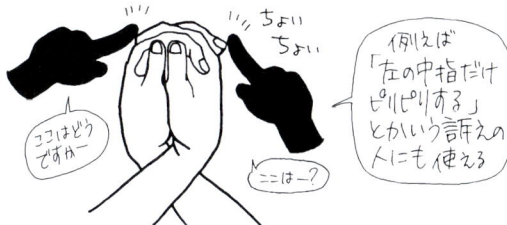

「ここはどうですかー」 「ちょいちょい」 「ここはー?」

>例えば「左の中指だけピリピリする」とかいう訴えの人にも使える

⑪ 医療従事者でもちょっと考えちゃうけど正しくは
親指だけ　左右反対
第2～5指は左右同じ
になっております♡

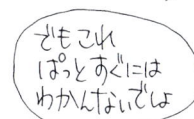

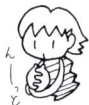

右　左
左　右

「でもこれぱっとすぐにはわかんないでしょ」
「考える時間があって即答できないようならダメなのよ」

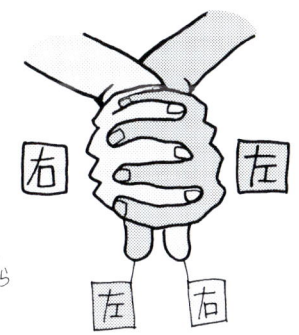

✿ 他にもいろいろあるけどね。

○ たとえば"陰部の感覚は両側支配"なので本物の半身マヒでも感覚が残るはず"なのに……

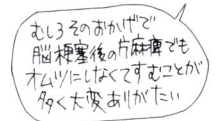

「むしろそのおかげで脳梗塞後の片麻痺でもオムツにしなくてすむことが多く大変ありがたい」

くっきり真ん中で線を引いたように感覚がなくなったり

○ たとえば"骨伝導のはずの音叉の振動が(つまり骨盤や頭蓋骨のように左右にまたがる骨ならば逆サイドの骨にも伝わるはずなのに)片側だけしかわからないと言いだしたり

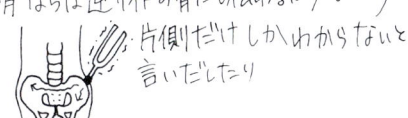

「もっともっといろいろありますよー♡でもこれ以上は書きません♡悪用厳禁♡」

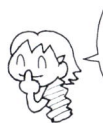

Column コラム

嘘ではないのよ、ウソでは。

「**本**物の」ヒステリーは、**わざとではありません**。自分でもどうにもならないのです。患者さんは性格がひねくれているわけでも、かまってちゃんなわけでも、俗に言う「ヒステリックな性格」のわけでもありません。むしろ本人も病気になって困っていることが多いです。

これに対して、**「わざと」病気のふりをする人**もこの世にはたくさん存在します。仕事や学校を休みたい・保険金や賠償金や慰謝料や生活保護が目当てである・兵役逃れ・懲罰逃れなど、「目に見える利益」を確実にゲットするために、病気のふりをする人たちです。これを**詐病**と言います。

さらに、**ミュンヒハウゼン症候群**という病気もあります。これは、はっきり目に見える利益があるわけではなく、ただ「病気で心配される私」に心酔している状態です。「入院したらお見舞いでメロンもらったよぉ。病気は大変だけど、心配されて嬉しいなぁ!」という感情は、誰にでもある程度は理解できると思います。この感情がどんどんエスカレートして、**病気を人工的に作り出すようになっちゃった状態**を、ミュンヒハウゼン症候群と呼びます(自分の家族を病気にすることで「大変な私」を装うこともあり、この場合を「代理ミュンヒハウゼン症候群」と呼びます。「家族が病気だけど頑張っている献身的で健気な私」に酔うのですね。この場合は他人を巻き込むので、傷害罪も視野に入ります)。

ヒステリーと詐病とミュンヒハウゼン症候群の**境界は、きわめて不明瞭**です。詐病の人が訴える症状は、完全に嘘で演技ですが、演技があまりに迫真に迫ると、だんだん自分でもそれが本物だと思いこんでしまって修正が不可能になることがあります。ヒステリー発作は、決して「わざと」ではないし、かまってほしくてやってるわけではありません。それでも確かに、ヒステリーの根底には、疾病利得が薄く存在しています。つまり病気になることによって「結果的に」何らかの利益が得られそうな状況なのです。そしてヒステリーは、その人にとってのキーパーソン(たいてい夫や彼氏)がそばにいるとき**だけ**発症する例が非常に多いです。ヒステリーの典型例は、夫に別れ話を切り出された→妻がぶっ倒れる→夫、大慌てで救急車を呼ぶ→夫、なぜか「こいつにはやっぱり俺がいなきゃダメだ!」という結論に至る→別れ話がうやむやになる、というものです。医療従事者としては「痴話喧嘩を病院に持ち込まれた……」という徒労感を禁じえませんが、この場合の妻にとっての疾病利得は「別れ話がうやむやになる」ことで、**見事に成功**しています。詐病とヒステリーの差は、その疾病利得を自覚しているか自覚していないかだけだ、という意見もうなずけます。

目の前で患者が倒れた、または手足が動かないと言っている。明らかに神経学的所見がちぐはぐで、理論的に説明できない。おかしい。検査しても異常が見つからない。はて、ヒステリーか、詐病か、はたまた他の病気か。客観的に判断するのは非常に難しく、時間がかかります。どちらにしても、お説教しても仕方ありません。説教したくなる気持ちや、怒りたくなる気持ち、あきれちゃう気持ち、忙しいんだからこんなのにかまっていられないよという気持ち、「騙されないぜ」というニンマリした気持ちはぐっとこらえましょう。それらの感情に意味はありません。むしろ**極めてやさしく同情的に、共感的に接する**のが一番適切で、最も早く患者さんをおうちに帰せる対処法です。やさしく接しつつ、観察はシビアに行って、詐病かヒステリーかはたまた他の病気なのかを、冷静に見極めましょう。もちろん専門家(神経内科や精神科)に相談してきちんとフォローしてもらうことも大切です。

脳と神経のみかた 05

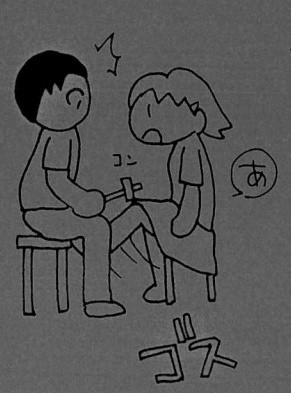

腱反射
（けんはんしゃ）

ねじ子は学生の頃
腱反射の実習で
アホみたいに強く
反射が出て
友人の金的に
蹴りを入れました……。
ギャグマンガのよう……。

当時は若い娘だったから
反射が亢進していたのじゃ……。

腱反射

これまでは、「脳から命令が行く」または「脳へ情報を伝える」神経のルートについて紹介してきました。いずれも、脳という司令塔とのやりとりです。今回の腱反射は少し違います。脳までは伝わらずに、脊髄だけでコントロールしているルートのお話です。

脳は頭の上の方にあります。遠いです。緊急報告を脳という「上司」へ伝えると、どうしても判断や命令が遅くなります。現実社会と同じですね。コンマ数秒ですが、遅くなります。この遅れが致命的になるものに関してだけ、脊髄で対応する「脊髄反射」というものがあります。例えば、熱いものに触れたときにビクッと手を離す動き。外からの急な力が加わったときにビクッとして瞬時に手足を引くこと。これは脊髄で、ニューロンたった一つで瞬時に反応できるようなシステムになっています。日常会話でも、頭で考えずに瞬時に対応することを「脊髄反射で〇〇する」と表現しますよね。

このシステムを利用した検査が、今回のテーマ「深部腱反射」です。

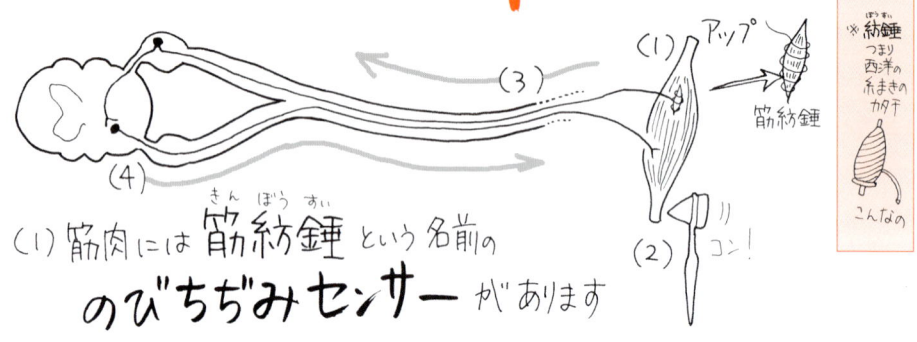

～腱反射のしくみ～

(1) 筋肉には **筋紡錘** という名前の **のびちぢみセンサー** があります

(2) 腱を**コン！**すると「やっべえ やたら急に筋肉ひっぱられて伸ばされた！外からすっげえパワーかかったぞ！ヤバイ！」と認識されます

(3) その情報を筋紡錘から→脊髄までお知らせします

(4) 「やべえ逃げなきゃ！すぐに筋肉をちぢめないと！」というオーダーが 即、発射されます

(5) たたかれた腱がついている **筋肉がちぢみます。**

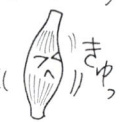

※紡錘 つまり 西洋の糸まきのカタチ こんなの

ゆるい筋肉よりも緊張した固い筋肉の方が外圧に強いから、という説もあります

たたきやすい場所（皮膚の近く）に腱がないとハンマーでコンコンできないので腱反射の出せる場所は限られています。全部で **6ヶ所** だけ!!

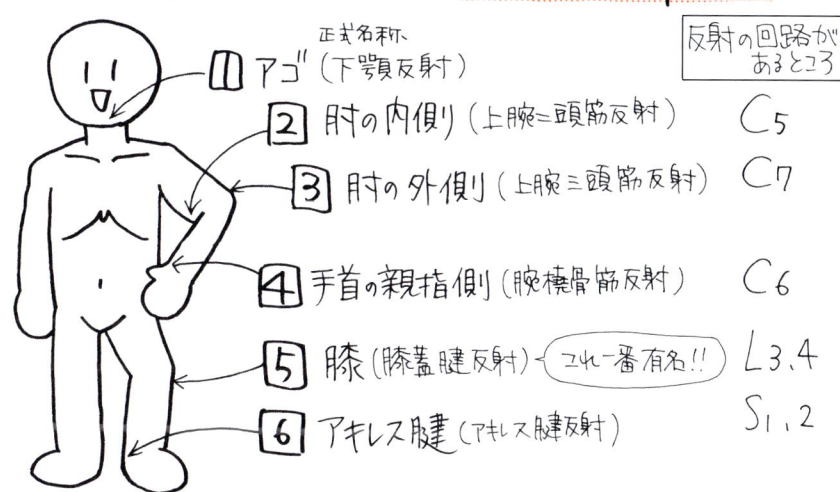

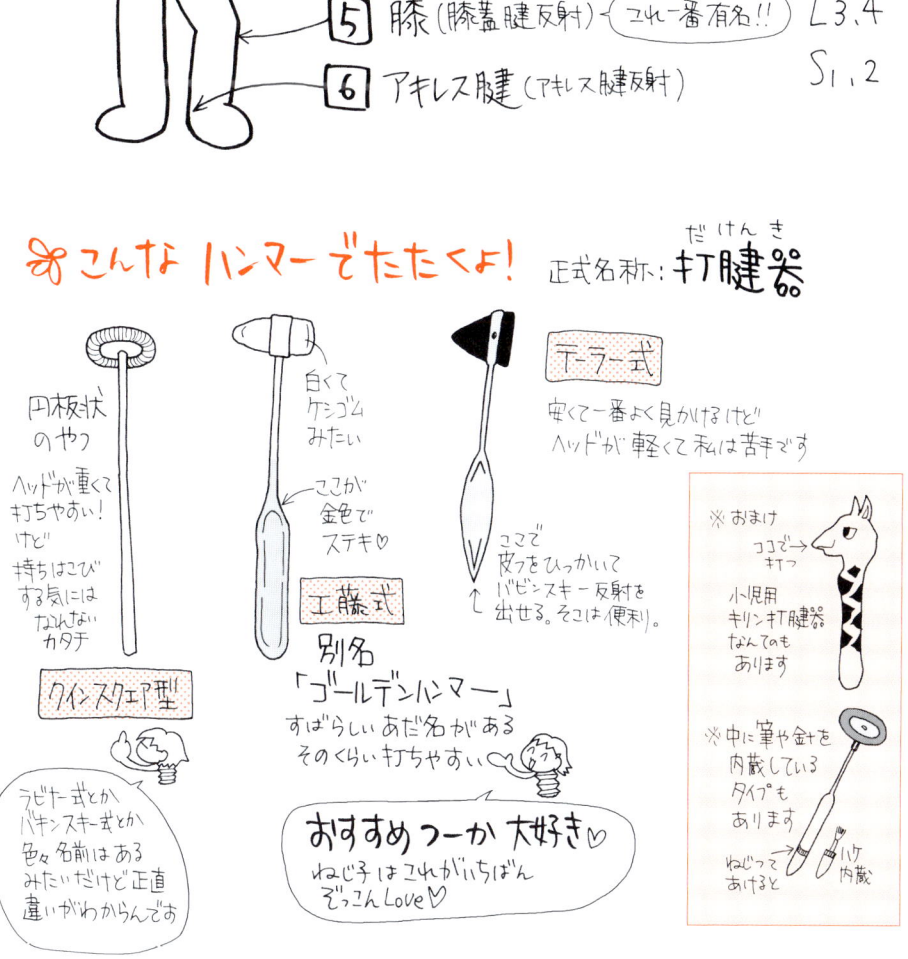

正式名称

反射の回路があるところ

1. アゴ（下顎反射）
2. 肘の内側（上腕二頭筋反射） C5
3. 肘の外側（上腕三頭筋反射） C7
4. 手首の親指側（腕橈骨筋反射） C6
5. 膝（膝蓋腱反射）←これ一番有名!! L3,4
6. アキレス腱（アキレス腱反射） S1,2

☆こんなハンマーでたたくよ！

正式名称: **打腱器**（だけんき）

円板状のやつ
ヘッドが重くて打ちやすい！けど、持ちはこびする気にはなんないカタチ

クインスクエア型

ラビナー式とかバビンスキー式とか色々名前はあるみたいだけど正直違いがわからんです

白くてケシゴムみたい
ここが金色でステキ♡

工藤式
別名「ゴールデンハンマー」
すばらしいあだ名があるそのくらい打ちやすい

おすすめつーか大好き♡
ねじ子はこれがいちばんぞっこんLove♡

テーラー式
安くて一番よく見かけるけどヘッドが軽くて私は苦手です

ここで皮をひっかいてバビンスキー反射を出せる。そこは便利！

※おまけ
ココでたたく↑
小児用キリン打腱器なんてものあります

※中に笛や針を内蔵しているタイプもあります
ねじってあけると
笛内蔵

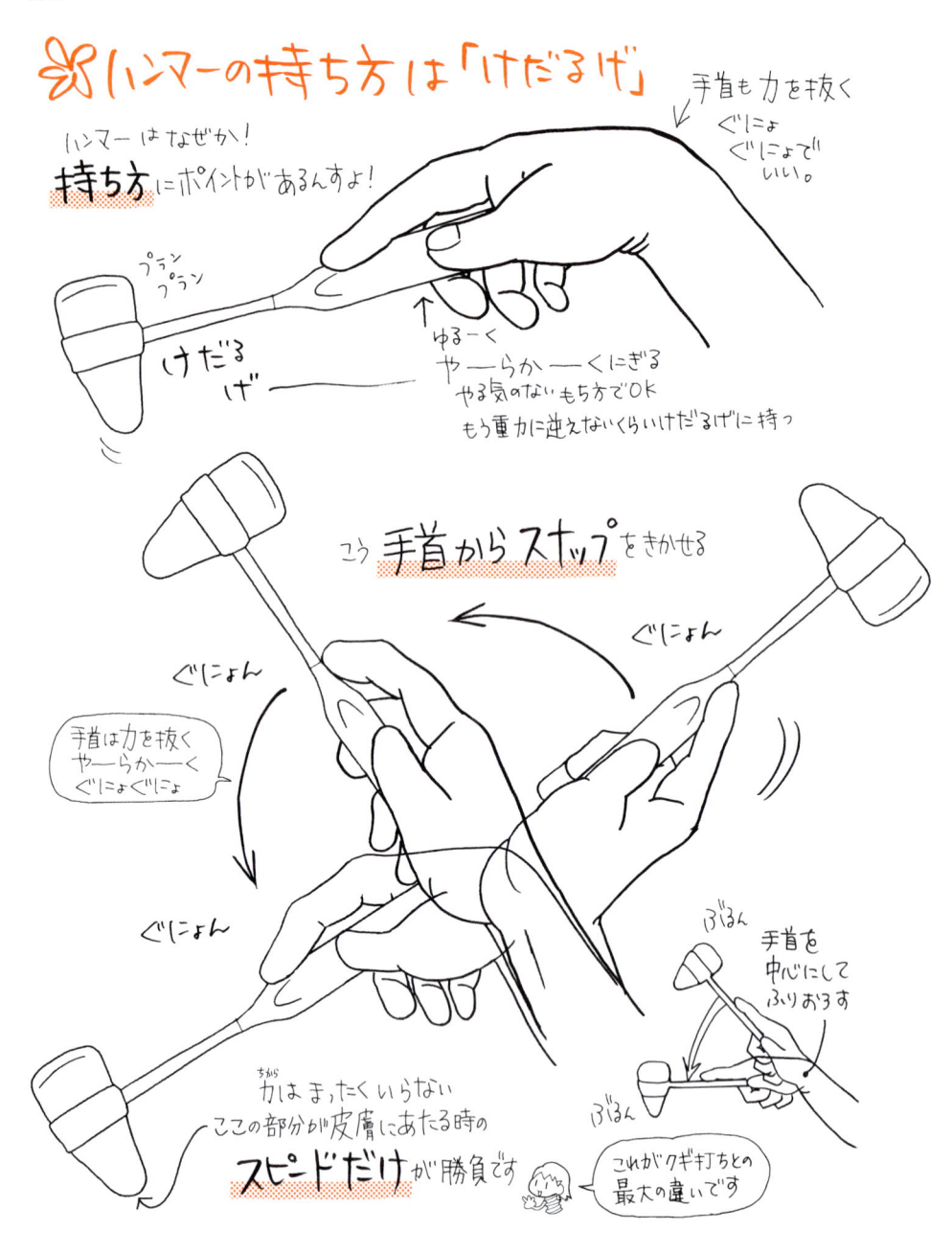

| 顔の神経のみかた | 体の神経のみかた | 筋肉のみかた(MMT) | 体の感覚 | **腱反射** | 死亡確認 |

ハンマーの持ち方は「けだるげ」

ハンマーはなぜか！
持ち方にポイントがあるんすよ！

手首も力を抜く
ぐにょぐにょでいい。

プランプラン
けだるげ

↑
ゆるーく
やーーらかーーくにぎる
やる気のない もち方でOK
もう重力に逆らえないくらいけだるげに持つ

こう **手首から スナップ** をきかせる

ぐにょん
ぐにょん

手首は力を抜く
やーらかーーく
ぐにょぐにょ

ぐにょん

ぶぉん
手首を
中心にして
ふりおろす

ぶぉん

力はまったくいらない
ここの部分が皮膚にあたる時の
スピードだけが勝負です

これがクギ打ちとの
最大の違いです

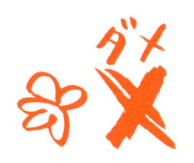

ねじ子のぐっとくる脳と神経のみかた　095

ダメ✗

初心者は最初みな**釘を打つ**ようなやり方をしてしまいます。
しかし、それだと上手く反射は出ません

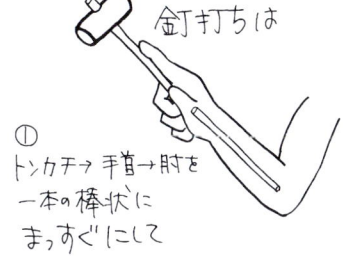

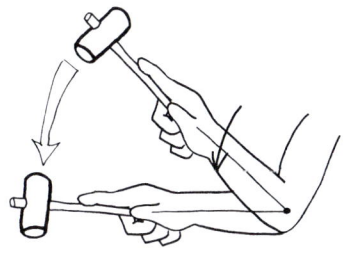

> これまでの生活習慣から
> 腱反射も最初は必ず
> こう打ってしまいます

釘打ちは

① トンカチ→手首→肘を一本の棒状にまっすぐにして

② 肘を中心にしてふりおろす

③ 手首に力入れて肘から（前腕の力で）打つ

→ 力が入る＆クギがまっすぐに入るので釘打ちには最高です。

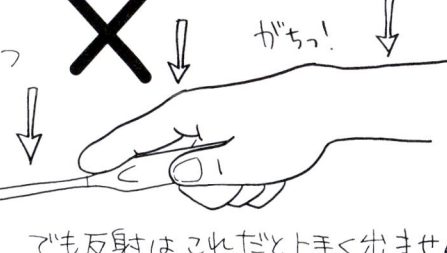

✗ がちっ！

でも反射は、これだと上手く出ません。

❀腱反射を上手に出すポイント♡

- まずは目的の**筋肉**＆**腱**の場所をきっちり把握する
- 目的の**筋肉**の力を**できるだけ抜く。できるだけ脱力**してもらう。⇨そのためには**ポジショニング**が大切です!!
- 実は重力に逆うためだけでもかなりの力が筋肉に入っています。
  力をなるべく抜く
  ゴール⇨ 重力からすらも自由にする
  ゴール⇨ **手足を上手に支える**のがコツです

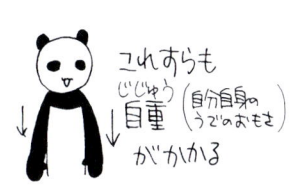

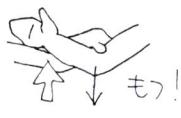

> これすらも
> じじゅう（自分自身の
> 自重　うでのおもさ）
> がかかる

もつ！

口アゴ（下顎反射）

① かる〜く口をあけてもらって
　「んあ」

② 下くちびるの下に 左手の人さし指をそえる

③ アゴのまん中に第1関節（正式名称：DIP関節）が来るようにセッティング
　くいっ

④ 第1関節の上をコンコンとたたく
　コンコン

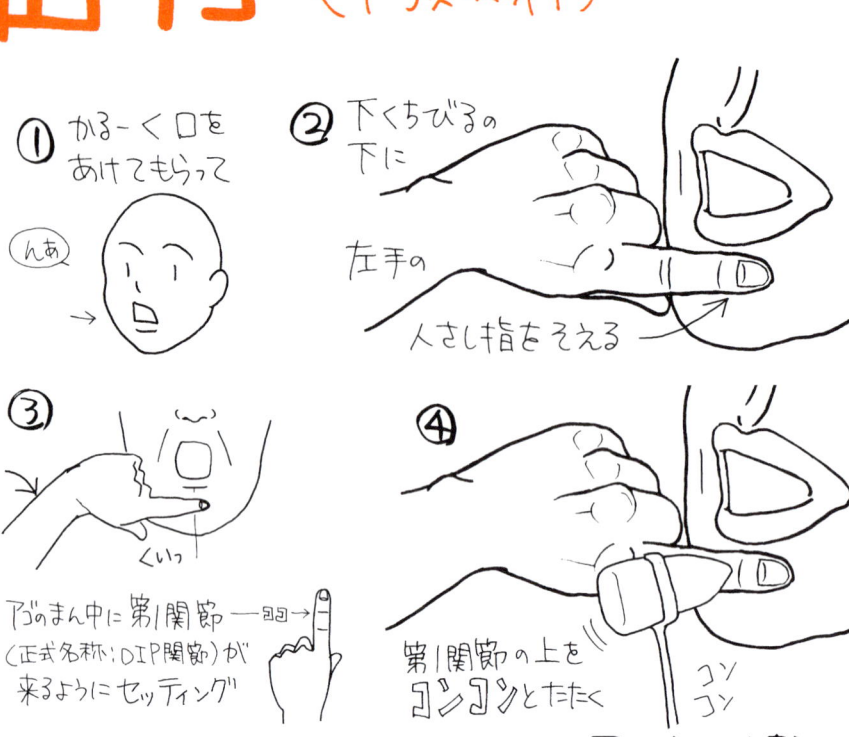

フツーは何もおこらない。

⑤ これは反応したら異常です。
　咬筋がピクッとうごいたら異常。
　イコール「反射が亢進してる」と考えます。

顔面なので最初に書きましたが、これはあまり調べません……。
なぜなら、**フツーは何もおこらないから。**
調べてもあんま意味ないんだよネ。

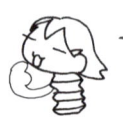

ちなみに三叉神経支配なので、三叉神経より上のニューロンの異常でこの反射が出ます

②肘の内側

上腕二頭筋 というキンニクの腱を たたきましょう！

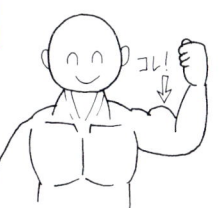

「力こぶ」をつくる筋肉 ボディビルダーの象徴のような筋肉です

腱のみつけ方

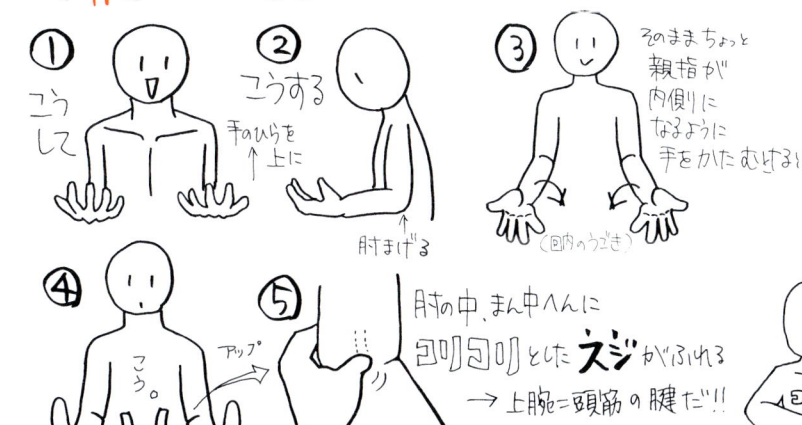

① こうして

② こうする
手のひらを↑上に
肘まげる

③ そのままちょっと親指が内側になるように手をかたむけるよ
(回内のうごき)

④ こう。
アップ

⑤ 肘の中、まん中へんに コリコリとした スジ がふれる
→ 上腕二頭筋の腱だ！！

自分で自分の腱を さわってみよう！

手の支え方

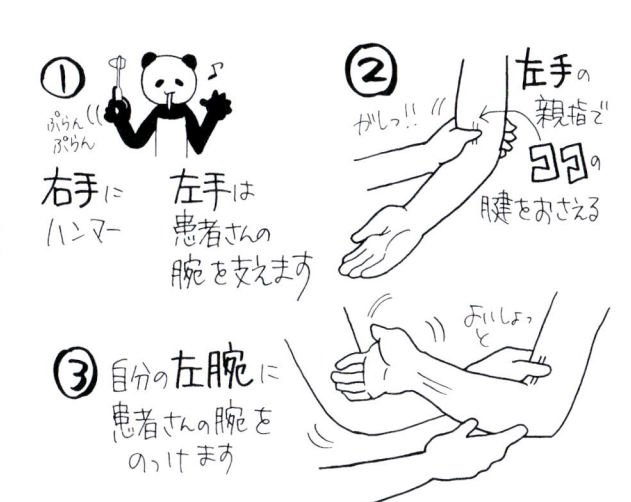

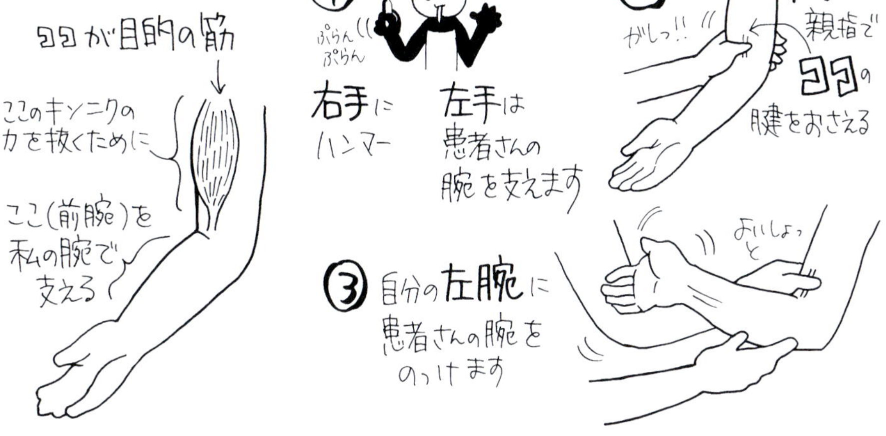

コリコリが目的の筋

ここのキンニクの力を抜くために

ここ(前腕)を私の腕で支える

① 右手にハンマー
ぷらんぷらん
左手は患者さんの腕を支えます

② がしっ!!
左手の親指で コリコリ の腱をおさえる

③ 自分の左腕に患者さんの腕をのっけます

よいしょ と

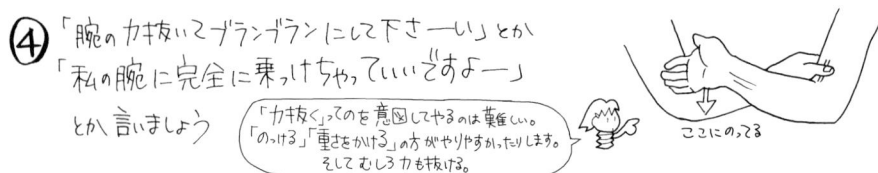

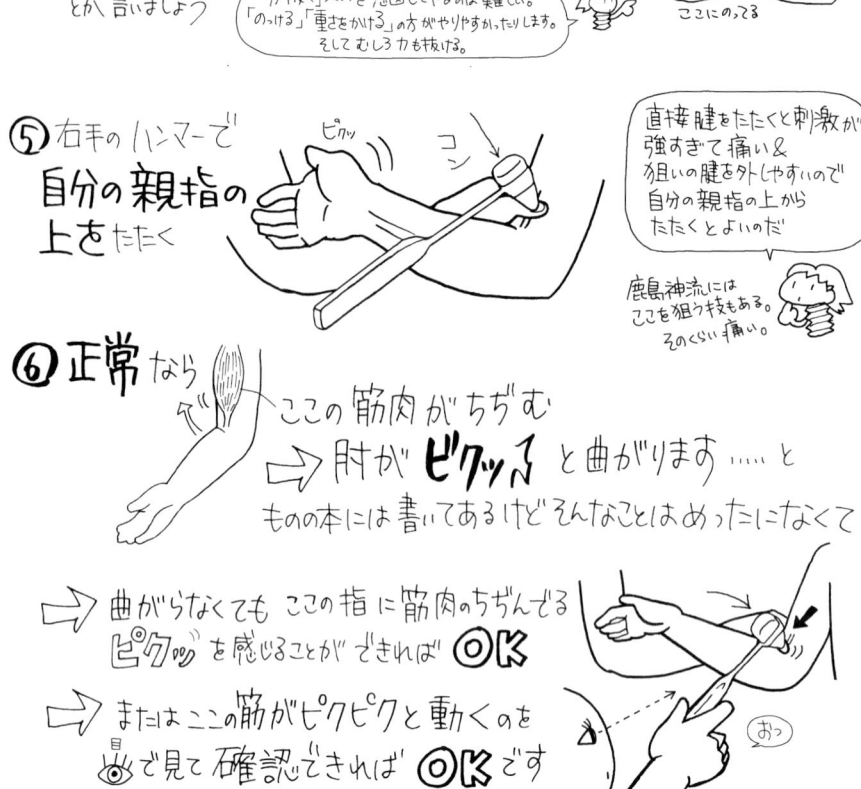

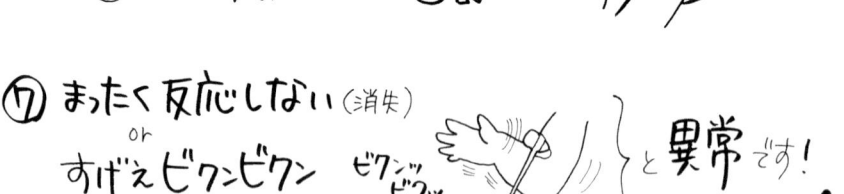

| 顔の神経のみかた | 体の神経のみかた | 筋肉のみかた(MMT) | 体の感覚 | **腱反射** | 死亡確認 |

④「腕の力抜いてブランブランにして下さーい」とか
「私の腕に完全に乗っけちゃっていいですよー」
とか 言いましょう

>「力抜く」ってのを意図してやるのは難しい。
「のっける」「重さをかける」の方がやりやすかったりします。
そして むしろ力も抜ける。

ここにのってる

⑤ 右手のハンマーで **自分の親指の上をたたく**

ピクッ コン

> 直接腱をたたくと刺激が強すぎて痛い＆
狙いの腱を外しやすいので
自分の親指の上からたたくとよいのだ

鹿島神流には ここを狙う技もある。
そのくらい痛い。

⑥ **正常**なら ここの筋肉がちぢむ → 肘が **ビクッ**と 曲がります……と
ものの本には書いてあるけどそんなことはめったになくて

→ 曲がらなくても ここの指に筋肉のちぢんでる
ピクッを感じることが できれば **OK**

→ またはここの筋がピクピクと動くのを
👁で見て 確認できれば **OK**です

おっ

⑦ **まったく反応しない**(消失)
or
すげぇビクンビクン反応する(亢進)

ビクッビクッ
うおっっ

と **異常**です！

けっこうアバウトだなー

⑧ 次は **左腕**
左腕の反射を見たい時も
やっぱりさっきと同じ
自分の左腕に乗っけましょう

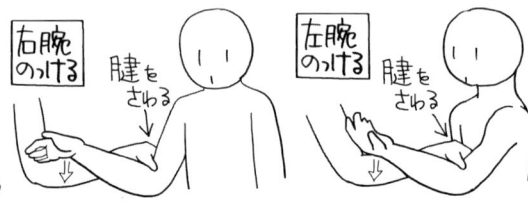

右腕のっける 腱をさわる
左腕のっける 腱をさわる

ねじ子のぐっとくる脳と神経のみかた　099

⑧で、同様に **コンコン**

⑨ 左と右で**違い**があれば そりゃ確実に**異常**といえます

困った時は **左右をくらべる！** いつもそうだね!!

※ちなみに 寝てる場合（意識がないとか）

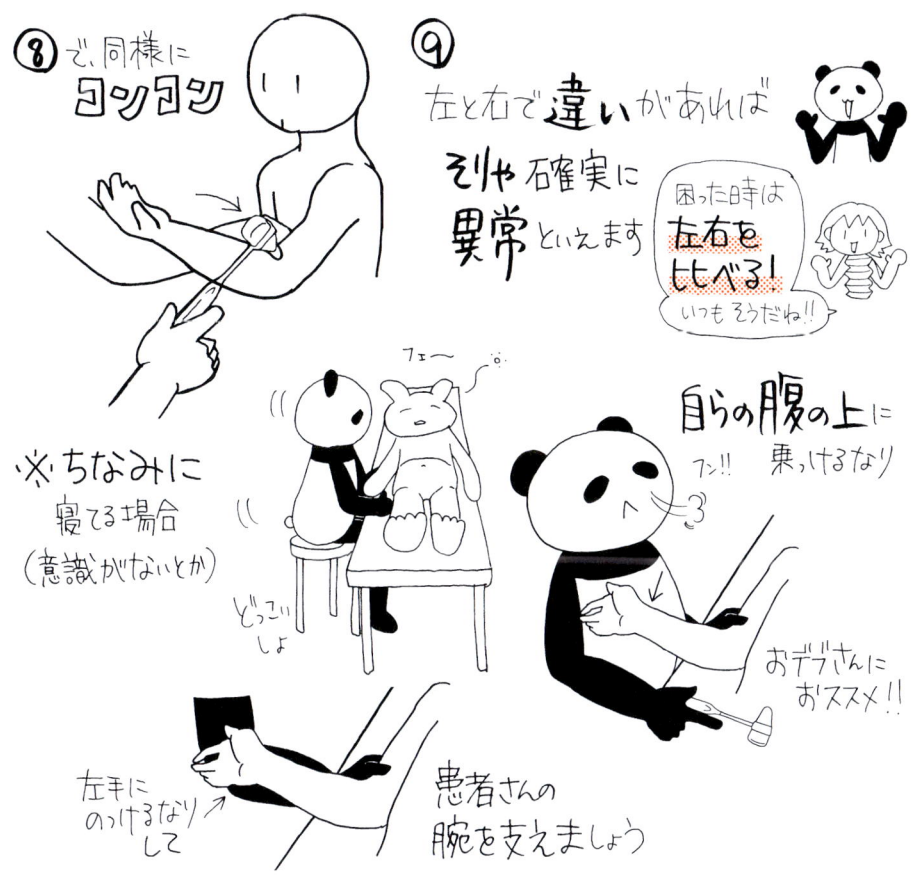

どっこいしょ フェ～

自らの腹の上に乗っけるなり

フン!!

おデブさんにおススメ!!

左手にのっけるなりして

患者さんの腕を支えましょう

⑤手首の親指側

腕橈骨筋とゆー名のキンニクの腱をたたきます

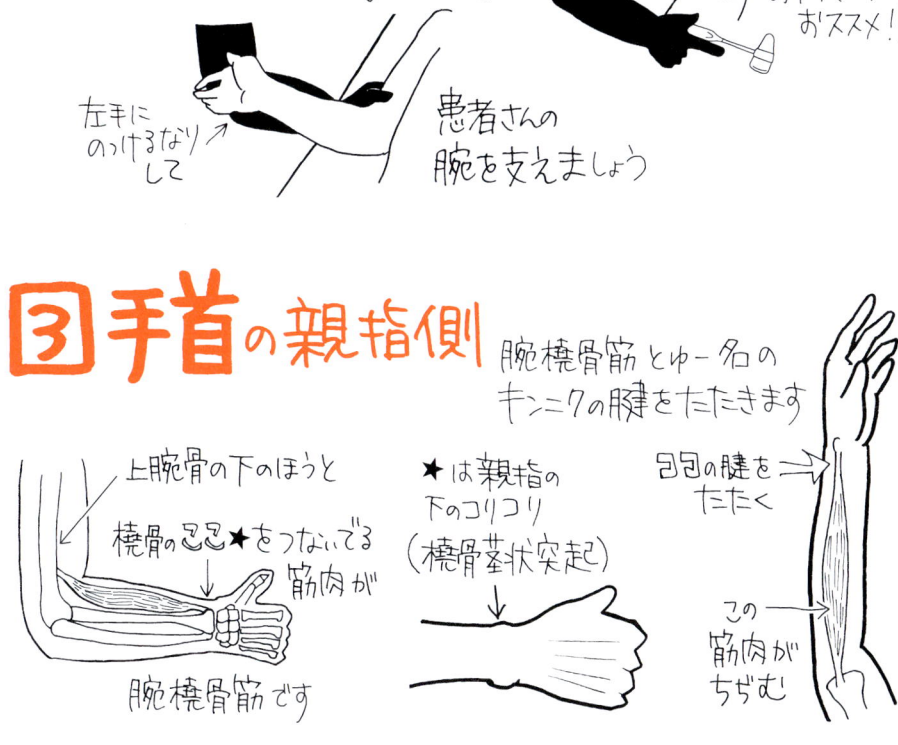

上腕骨の下のほうと 橈骨のココ★をつないでる筋肉が

腕橈骨筋です

★は親指の下のコリコリ（橈骨茎状突起）

ココの腱をたたく

この筋肉がちぢむ

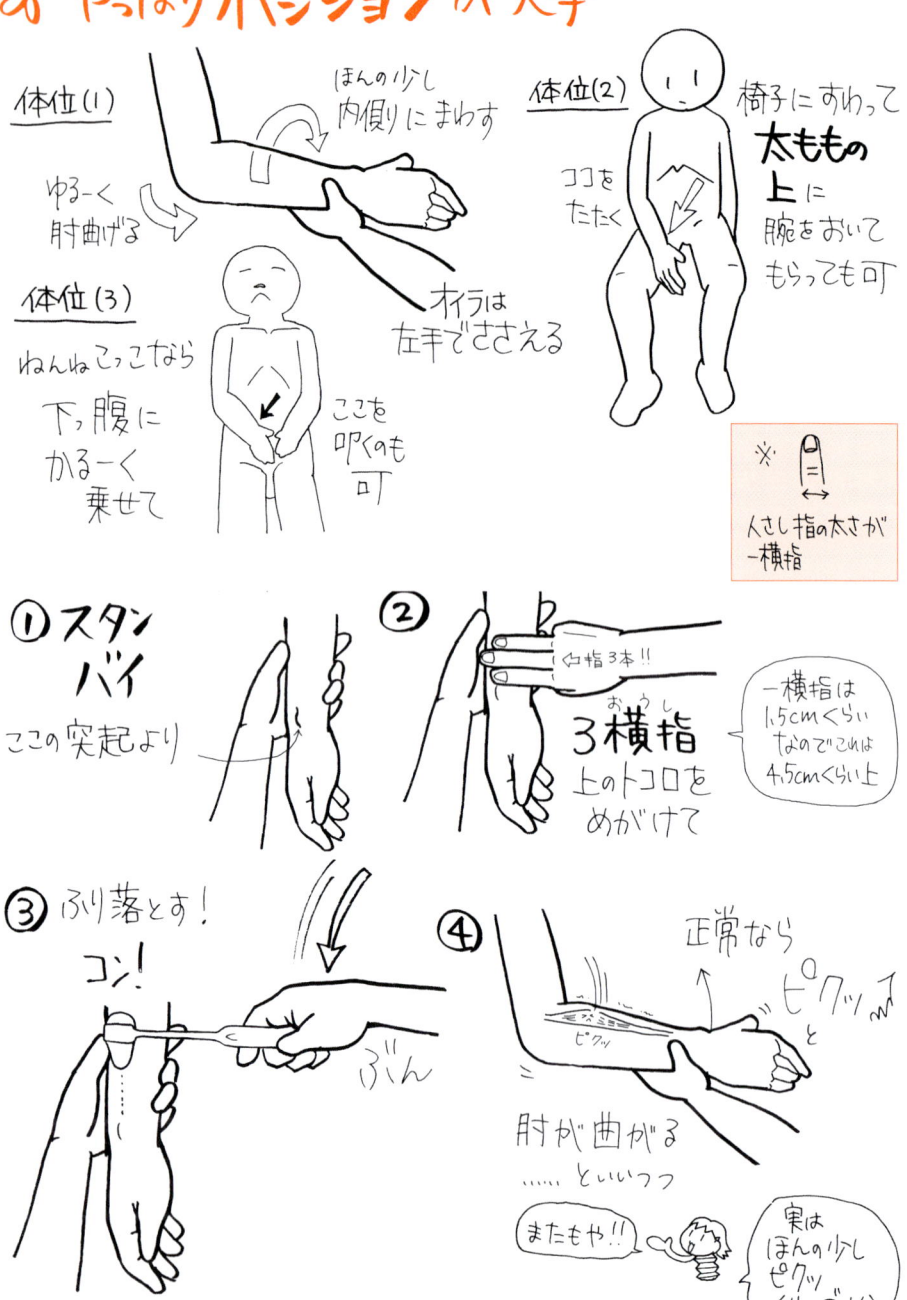

| 顔の神経のみかた | 体の神経のみかた | 筋肉のみかた(MMT) | 体の感覚 | **腱反射** | 死亡確認 |

❋ やっぱりポジションが大事

体位(1)
ゆるーく肘曲げる
ほんの少し内側にまわす
オイラは左手でささえる

体位(2)
椅子にすわって**太ももの上**に腕をおいてもらっても可
ココをたたく

体位(3)
ねんねこっこなら下っ腹にかるーく乗せて
ここを叩くのも可

※ 人さし指の太さが一横指

① スタンバイ
ここの突起より

②
指3本!!
3横指
上のトコロをめがけて
一横指は1.5cmくらいなのでこれは4.5cmくらい上

③ ふり落とす！
コン！
ぶん

④
正常なら ピクッ と
ピクッ
肘が曲がる……といいつつ
またもや!!
実はほんの少しピクッくらいで十分

ねじ子のぐっとくる脳と神経のみかた 101

4 肘の外側

ここ↓
この三角筋より下の
ブランブラン

上腕三頭筋（じょうわんさんとうきん）は肘をのばすキンニクです。

きゅっ きゅっ

ココと
ココにくっついてます
ここの腱をうつ

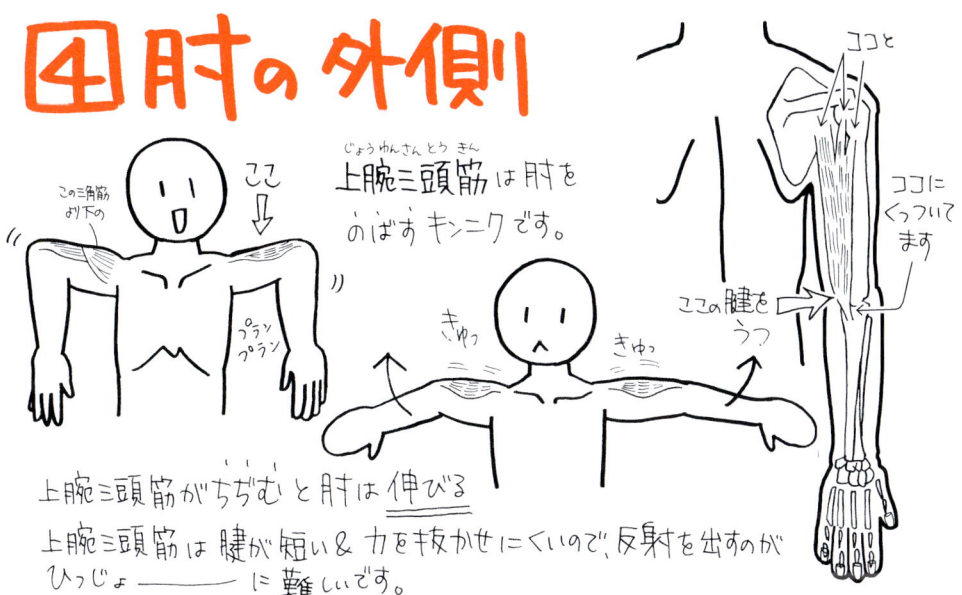

上腕三頭筋がちぢむと肘は**伸びる**

上腕三頭筋は腱が短い＆力を抜かせにくいので、反射を出すのがひっじょーーーに難しいです。

❀ ポジショニング色々あります

体位(1)
① 肘をがっつり!!もつ
がしっ

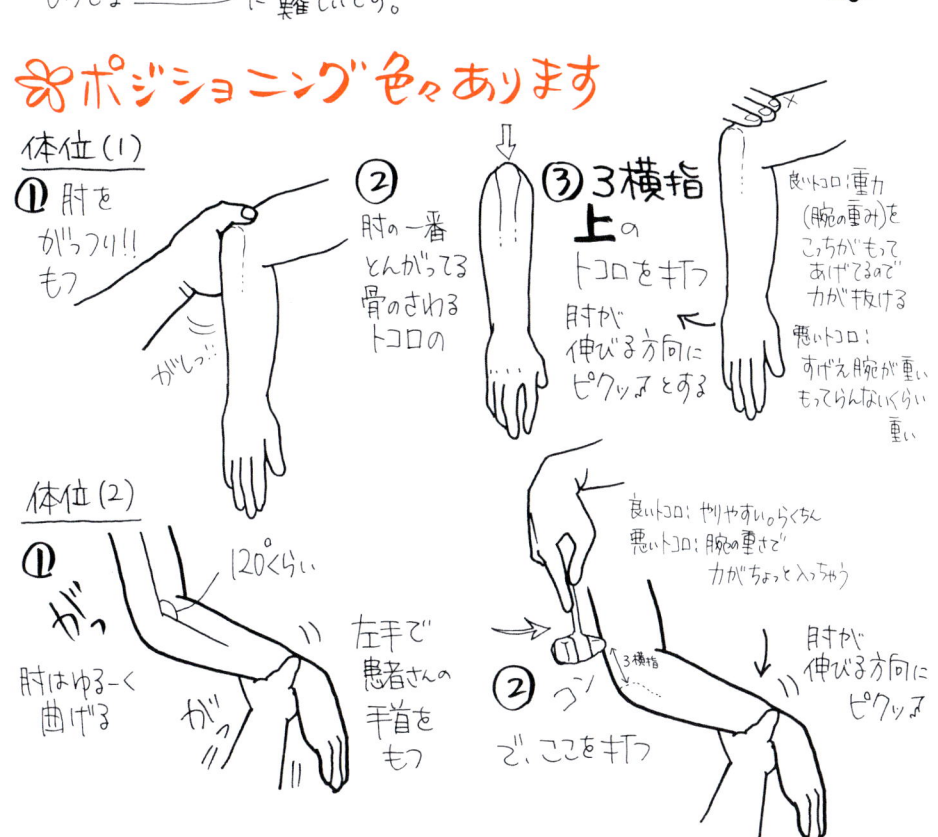

② 肘の一番とんがってる骨のさわるトコロの

③ 3横指 上のトコロを打つ
肘が伸びる方向にピクッとする

良いトコロ: 重力(腕の重み)をこっちがもってあげてるので力が抜ける
悪いトコロ: すげえ腕が重い もってらんないくらい重い

体位(2)
① がっ
肘はゆる〜く曲げる
がっ
120°くらい
左手で患者さんの手首をもつ

良いトコロ: やりやすい、らくちん
悪いトコロ: 腕の重さで力がちょっと入っちゃう

② コン で、ここを打つ
3横指
肘が伸びる方向にピクッ♪

102

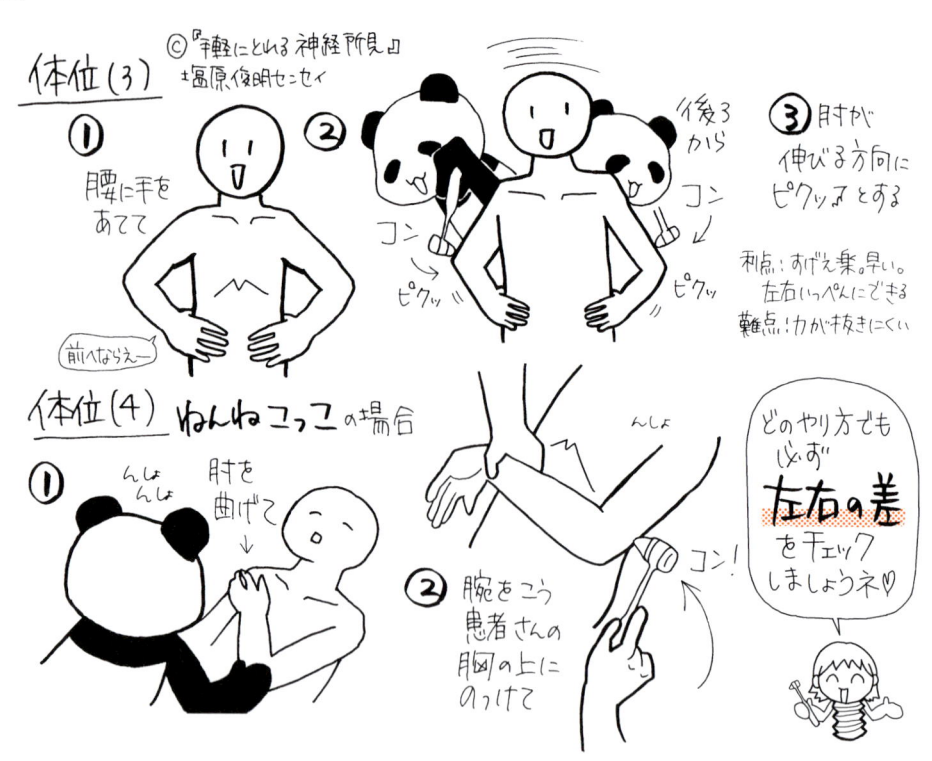

| 顔の神経のみかた | 体の神経のみかた | 筋肉のみかた(MMT) | 体の感覚 | **腱反射** | 死亡確認 |

体位(3)　©『手軽にとれる神経所見』塩原俊明センセイ

① 腰に手をあてて　「前へならえー」

② 後ろからコン　ピクッ

③ 肘が伸びる方向にピクッとする

利点：すげえ楽。早い。左右いっぺんにできる
難点：力が抜きにくい

体位(4) ねんねっこの場合

① んしょんしょ　肘を曲げて

② 腕をこう患者さんの胸の上にのっけて　んしょ　コン！

どのやり方でも必ず **左右の差** をチェックしましょうネ♡

※……正直なかなか上手に出ません。
⇒ 反射を目で見てカクニンできない場合は
(1) 筋肉がピクピクしてるのを目で見るのでもOK。　→ 反射あり。
(2) 腱の上に指をそえてその上をたたく　→ 指でピクピクを感じる
⇒ それすら難しい時は **増強法** を使いましょう → P107へGo!!

5 膝（膝蓋腱反射　しつがいけんはんしゃ）

ハンマーの握り方や打ち方など腱反射のキホンは膝で練習しましょう！

一番出しやすい腱反射です。ゆえに有名。

膝、コン！ これまじ有名

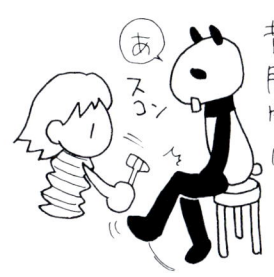

昔は「脚気」を見付ける唯一の手段でした……。
脚気が国民病だった1960年代くらいまでは学校などのフツーの集団健診で必ず行われていました。

今では珍しい病気になったので普通の健診ではあまりやらなくなりました

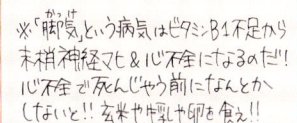

※「脚気」という病気はビタミンB1不足から末梢神経マヒ＆心不全になるのだ！ 心不全で死んじゃう前になんとかしないと！！ 玄米や豚や卵を食え！！
- 日本人は古来からあまり肉や乳製品を食べない
- 玄米・麦・ソバなどでビタミンB1をおぎなっていたのに
- 白米が流行した（むしろ高級食として人気になった）明治時代くらいから、脚気患者が大量発生しました。
- 豚や卵を食いまくる西洋ではめったにない病気だったので研究もあまりされてなかった……。

ポジションはいつだって大事

体位(1) 診察室によくある ベッドにすわってる場合

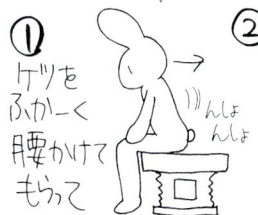

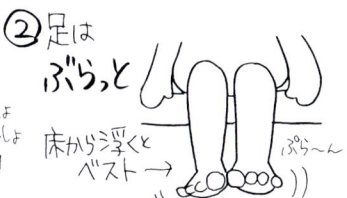

① ケツをふかーく腰かけてもらって

② 足はぶらっと
床から浮くとベスト→ ぷら〜ん

足が地面についてるとそれだけで力がかかる＆足の裏と床の間に摩擦ができちゃう

体位(2) 普通のイスに座ってる場合

足がべたっとしてるとここの摩擦が強くてイマイチなので

テクニック1 イスの高さを上げてぶらんぶらんにする

なるべく床から浮かせる。浮かなくても軽くかかとが着くくらいにイスの高さを調整しよう。

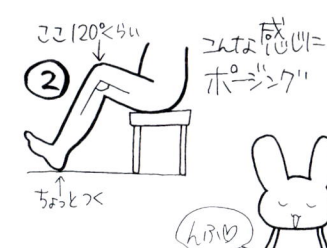

テクニック2 少し足を前に出してもらって ①

② ここ120°くらい こんな感じにポージング！ ちょっとつく

③ たたくと コン ずりっと前に出る

テクニック3 足を組む
反射が出しにくい時にオススメ！

んふ♡

そーするとこっちの足は浮くしかも大腿四頭筋が伸びるので反射も出やすくなる

| 顔の神経のみかた | 体の神経のみかた | 筋肉のみかた(MMT) | 体の感覚 | **腱反射** | 死亡確認 |

104

体位(4) すわることのできない人ならば

←両足をそろえる

① 膝の下に手を入れて **もち上げよう**

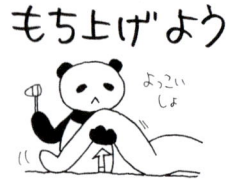

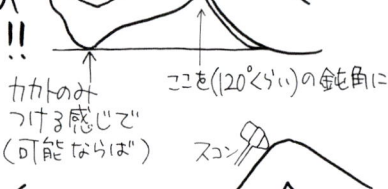

よっこいしょ

② **これが理想!!**

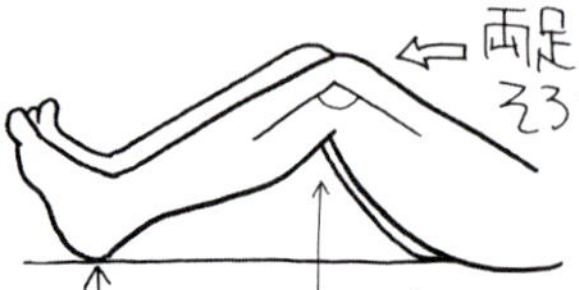

カカトのみつける感じで（可能ならば）

ここを(120°くらい)の鈍角に

または **組ませる**

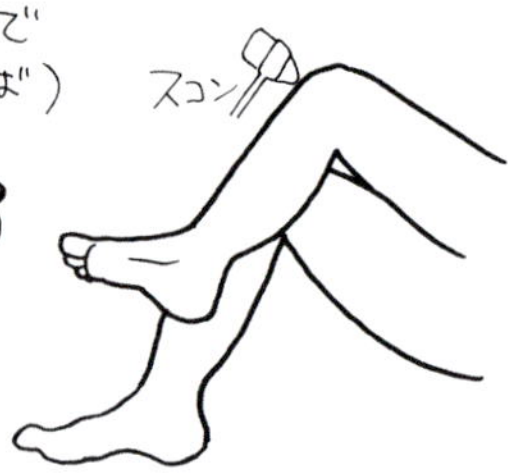

スコン

体位(5) ⇧すらもキープできない人 ならば

もち上げたまま!! コン!

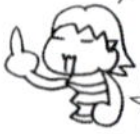

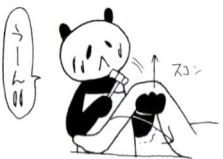

うーん

かなりの苦行。足って重いよね⚡ 手がプルプルふるえちゃって むしろやりにくくイマイチなこともあります

意識がない人・協力する気がない人の体は驚く程重いものです ちびっ子ナース子は大人の足などろくにもち上げらんないッス

※たたく場所は ココだよ!!

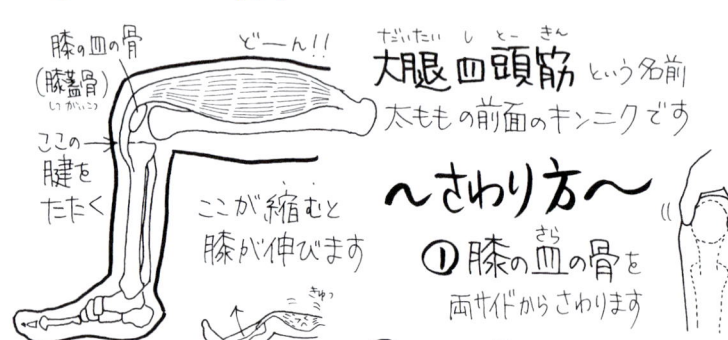

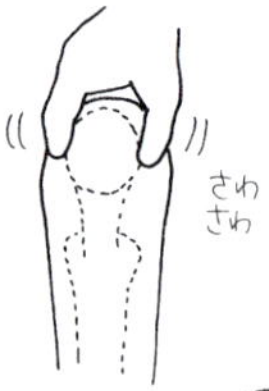

膝の皿の骨 (膝蓋骨 しつがいこつ)

どーん!!

ここの腱をたたく

大腿四頭筋 (だいたいしとうきん) という名前 太ももの前面のキンニクです

ここが縮むと膝が伸びます

きゅっ

～さわり方～

① 膝の皿の骨を 両サイドからさわります

さわさわ

② そのまま骨に沿って指をすすすっと降ろします↓

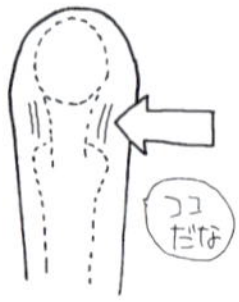

③ 骨が終わって **細くなったトコロ** が 目的の腱(膝蓋腱)です

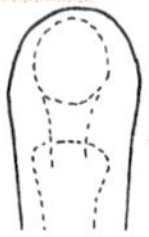

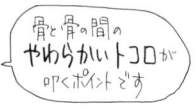

ココだな

※膝の皿の骨は 膝蓋腱の中に うまってるカンジ

骨と骨の間の やわらかいトコロが 叩くポイントです

④ ちなみにさらに下 へいくと また骨をさわります(脛骨)

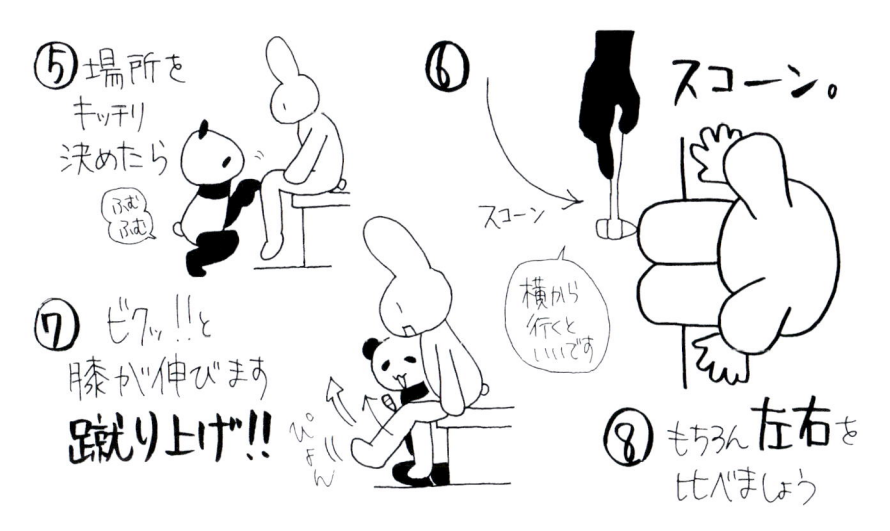

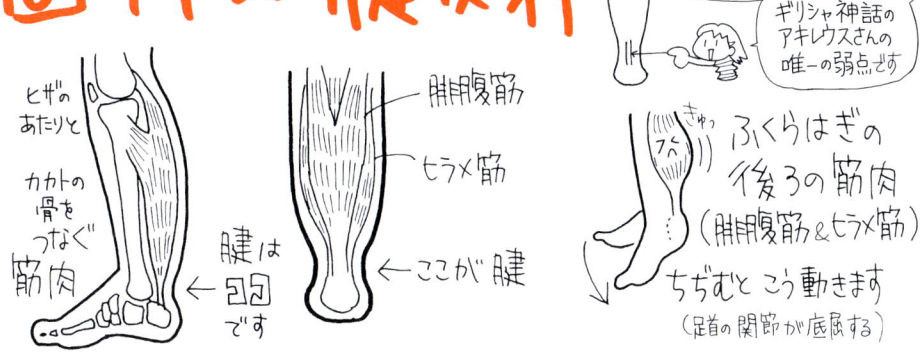

ねじ子のぐっとくる脳と神経のみかた　105

⑤ 場所をキッチリ決めたら

⑥ スコーン。
スコーン
横から行くといいです

⑦ ビクッ!! と膝が伸びます
蹴り上げ!!

⑧ もちろん左右を比べましょう

⑥ アキレス腱反射

肉眼でも見える有名な腱。ギリシャ神話のアキレウスさんの唯一の弱点です

ヒザのあたりとカカトの骨をつなぐ **筋肉**

腓腹筋
ヒラメ筋
腱はココです
← ここが腱

ふくらはぎの **後ろの筋肉**
（腓腹筋＆ヒラメ筋）
ちぢむとこう動きます
（足の関節が底屈する）

とっても「力を抜きにくい」場所でなかなか上手に反射を出すことができません。いろんな **体位** を試しましょう!!

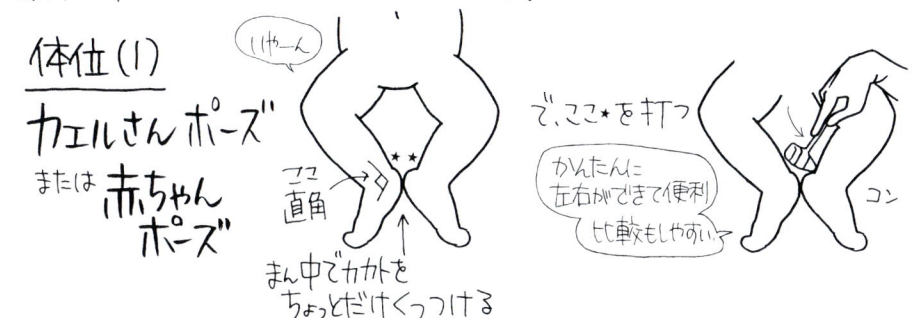

体位(1)
カエルさんポーズ
または **赤ちゃんポーズ**

いやーん
ココ 直角
まん中でカカトをちょっとだけくっつける

で、ここ★を打つ
かんたんに左右ができて便利
比較もしやすい
コン

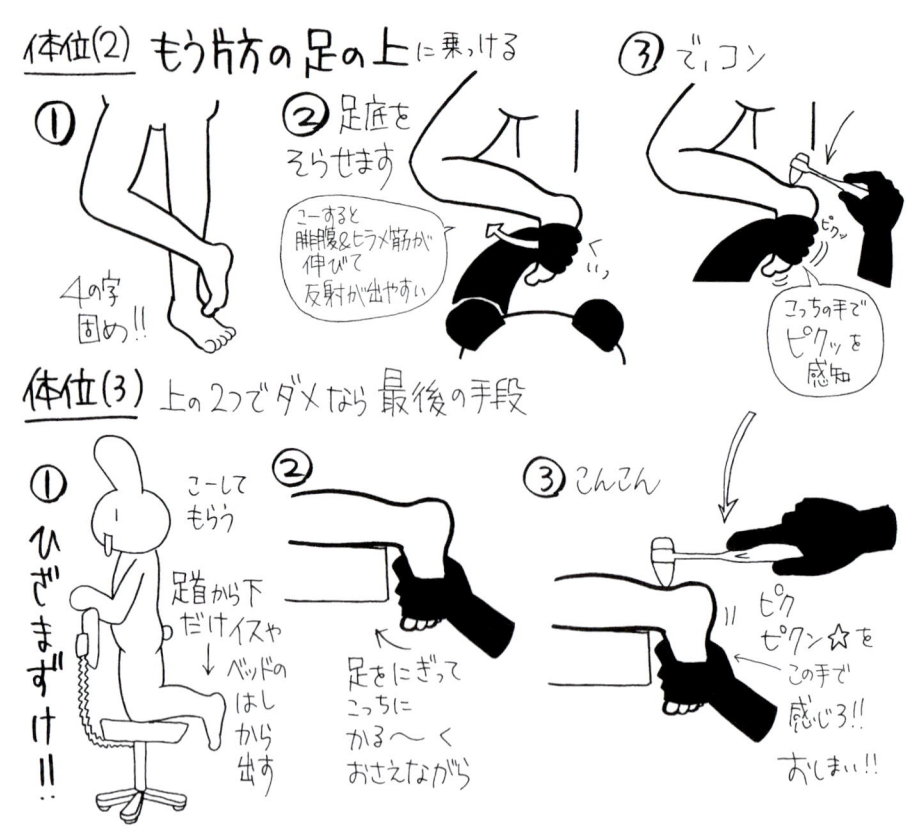

体位(2) もう片方の足の上に乗っける

① 4の字固め!!
② 足底をそらせます
　こーすると腓腹筋&ヒラメ筋が伸びて反射が出やすい
③ でぃコン
　こっちの手でピクッを感知

体位(3) 上の2つでダメなら最後の手段

① ひざまずけ!!
　こーしてもらう
　踵から下だけイスやベッドのはしから出す
② 足をにぎってこっちにかる〜くおさえながら
③ こんこん
　ピクピクン☆をこの手で感じろ!!
　おしまい!!

うわーん全然反射出ないよー

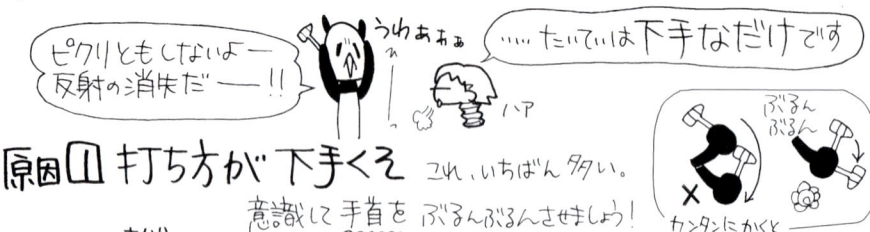

「ピクリともしないよー 反射の消失だー!!」
「うわぁぁ」「ハァ」
「……たいていは下手なだけです」

原因① 打ち方が下手くそ
これ、いちばん多い。
意識して手首をぶるんぶるんさせましょう!
（カンタンにかくと）

原因② 力を抜けていない、筋肉に無駄な ‎チカラが入っちゃってる
⇨ ポージングを変えてみよう! 全部の体位を試そう!
⇨ 「力を抜いてくださーい」と口で言っても、実際に「力を抜く」っていうのは結構むずかしいです。意識すればするほど逆に力が入ったりします。

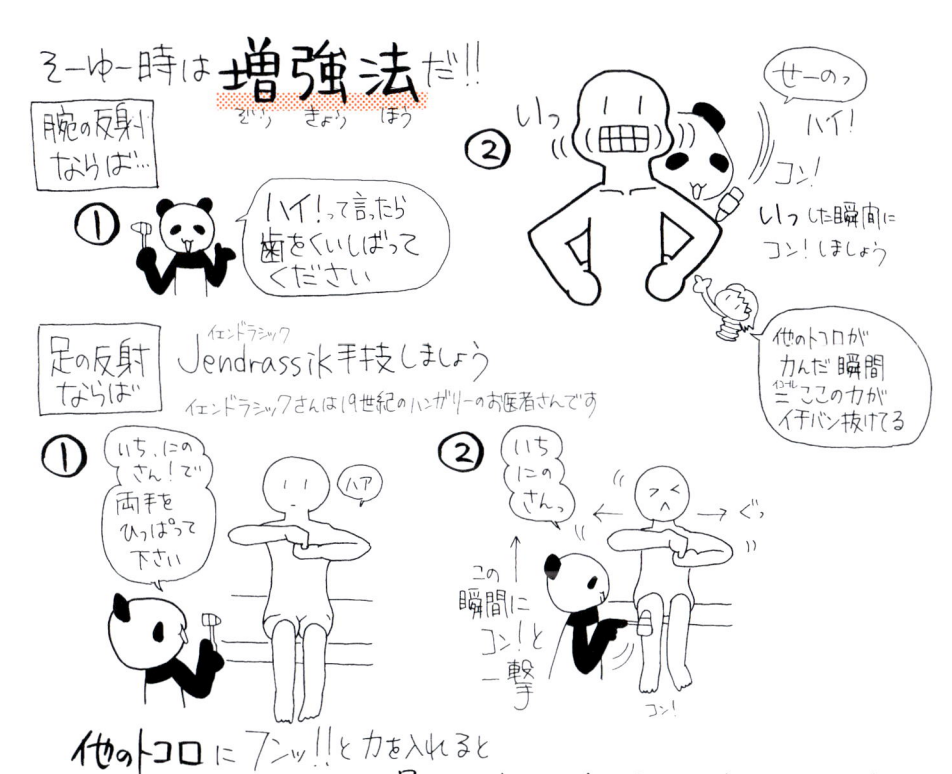

ねじ子のぐっとくる脳と神経のみかた 107

そーゆー時は増強法だ!!
ぞう きょう ほう

腕の反射ならば…

① 「ハイ!」って言ったら歯をくいしばってください

② せーのっ / ハイ! / コン!
いった瞬間にコン!しましょう

他のトコロがカんだ瞬間にここの力がイチバン抜けてる

足の反射ならば

Jendrassik手技しましょう
（イェンドラシック）
イェンドラシックさんは19世紀のハンガリーのお医者さんです

① いち、にの、さん!で両手をひっぱって下さい

② いちにのさんっ… ぐっ
この瞬間にコン!と一撃
コン!

他のトコロに フンッ!! と力を入れると
そこに集中するため 狙いの場所の力が抜ける。というシステムです。
…さすがにこれだけ体位ぜんぶやって+増強法もやってダメなら
本当に「反射は消失してる」と判断してもいいと思います。

🌸 カルテにはこうかこう。

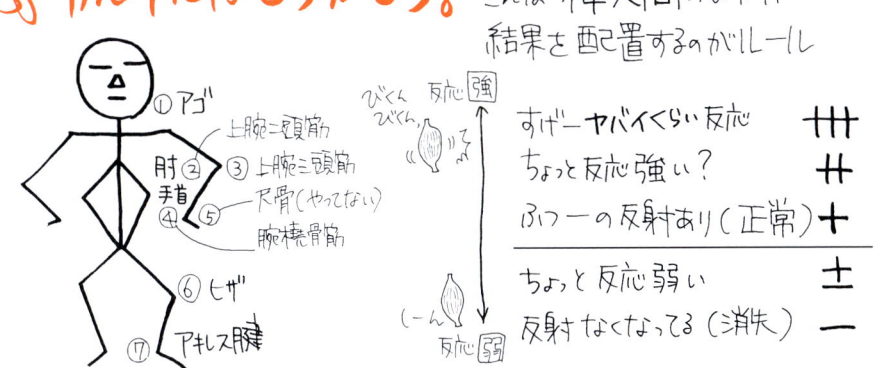

こんな棒人間のまわりに結果を配置するのがルール

① アゴ
② 肘 上腕二頭筋
③ 上腕三頭筋
④ 尺骨（やってない）
⑤ 腕橈骨筋
⑥ ヒザ
⑦ アキレス腱

びくんびくん 反応強

すげーヤバイくらい反応	﹉﹉﹉
ちょっと反応強い？	﹉﹉
ふつーの反射あり（正常）	＋
ちょっと反応弱い	±
反射なくなってる（消失）	−

しーん 反応弱

| 顔の神経のみかた | 体の神経のみかた | 筋肉のみかた(MMT) | 体の感覚 | **腱反射** | 死亡確認 |

108

± くらいは、若い女性にはよくある。
卅や － だと明らかに異常かな。

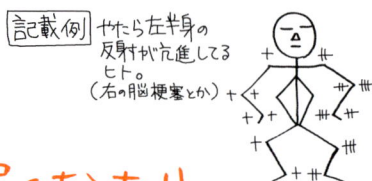

記載例：やたら左半身の
反射が亢進してるヒト。
（右の脳梗塞とか）

反応が強くなったり弱くなったり。

腱反射は原始的な「反射」なので **あまり暴走しないように**
さらに **上からの制御**っつーか **押圧** が入っています。
フツーに出てる腱反射も、実は「上からの制圧が入った状態」なんだな。

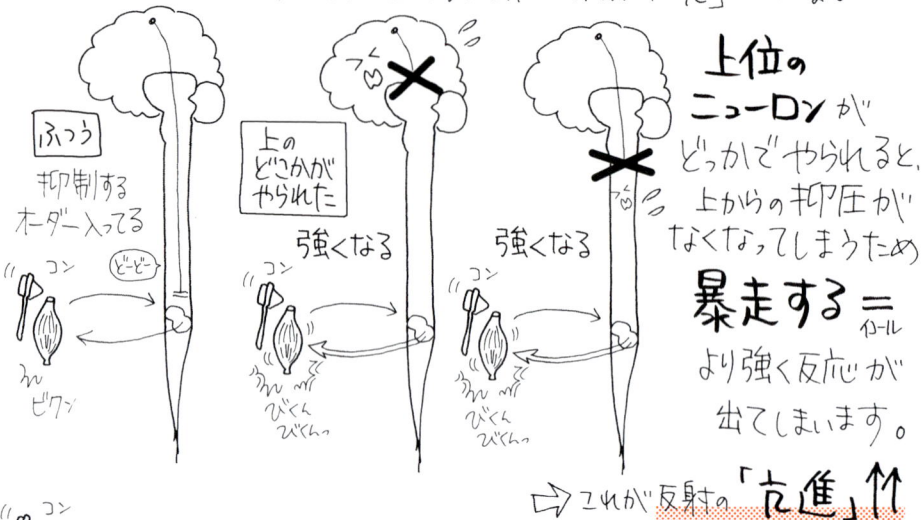

|ふつう|
抑制する
オーダー入ってる
コン
ドービー
ビクッ

|上の
どこかが
やられた|
強くなる
コン
びくん
びくんっ

強くなる
コン
びくん
びくんっ

**上位の
ニューロン** がどっかでやられると、
上からの抑圧がなくなってしまうため
暴走する ＝ イコール
より強く反応が出てしまいます。

⇒ これが反射の「**亢進**」↑

コン
ここやここやここやここに
局地的なダメージが！！

逆に、
反応する場所そのもの がやられると、
腱反射のルートが **遮断** されます。
⇒ 反応は「**低下**」↓ もしくは
反射そのものが「**消失**」します。

例 C7
脊髄の C7 のトコロがやられると
C7 そのものの反射は **なくなる**
C8 より下の反射は **ぜんぶ亢進** する

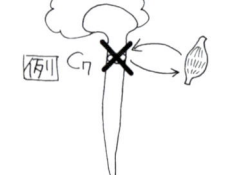

上腕三頭筋の
反射が消失(－)

それより下の反射は
のきなみ亢進(↑)する

ねじ子のぐっとくる脳と神経のみかた　109

〜おまけ。出たら異常な反射〜

出たらマズイ、出たら異常。だからこそ**すげえ便利**で よく調べます。有名どころ**3つだけ**覚えましょう。

> 専門用語で「病的反射」といいます

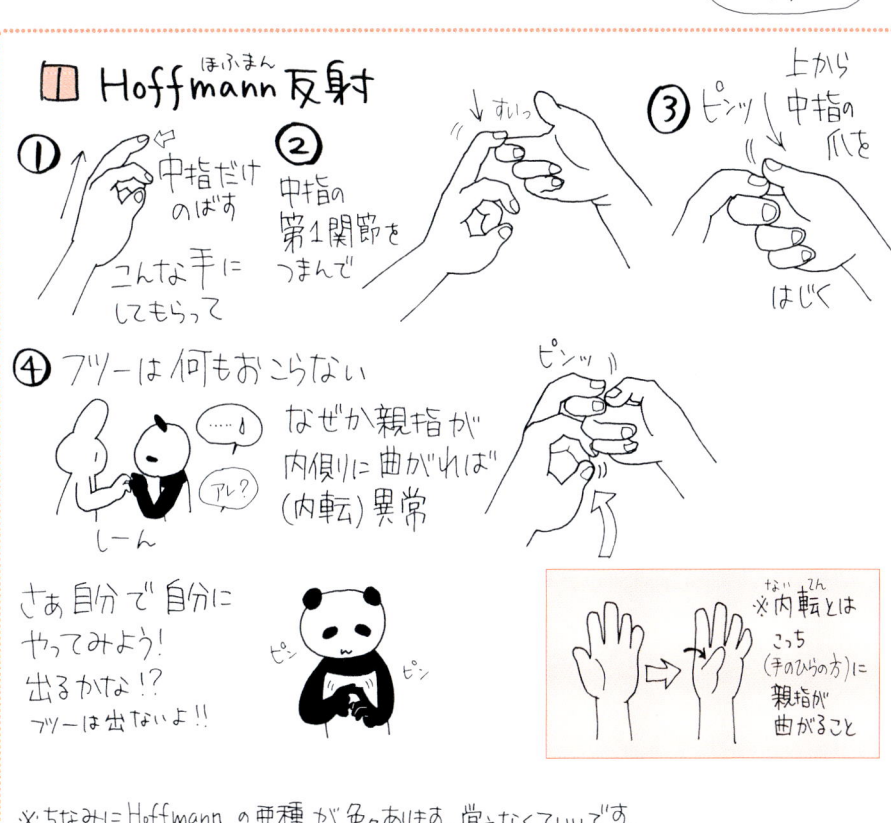

1 Hoffmann（ほふまん）反射

① 中指だけのばす こんな手にしてもらって

② 中指の第1関節をつまんで　すいっ

③ 上から中指の爪をピンッ はじく

④ フツーは何もおこらない
しーん ……♪ アレ？

なぜか親指が内側りに曲がれば（内転）異常
ピンッ

さあ自分で自分にやってみよう！
出るかな!?
フツーは出ないよ!!

ピン ピン

※内転（ないてん）とは こっち（手のひらの方）に親指が曲がること

※ちなみにHoffmannの亜種が色々あります。覚えなくていいです。

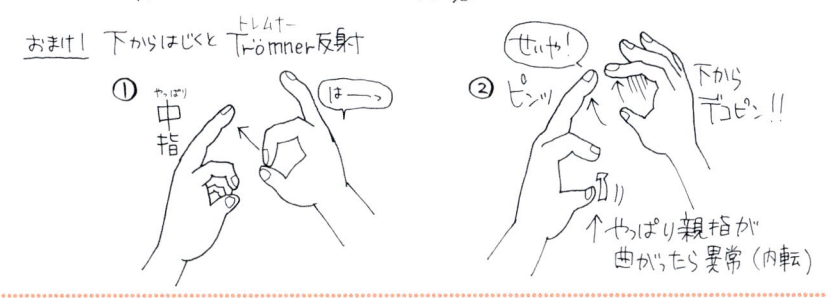

おまけ1　下からはじくとTrömner（トレムナー）反射

① やっぱり中指　はーっ

② せいや！ ピンッ　下からデコピン!!
↑やっぱり親指が曲がったら異常（内転）

110

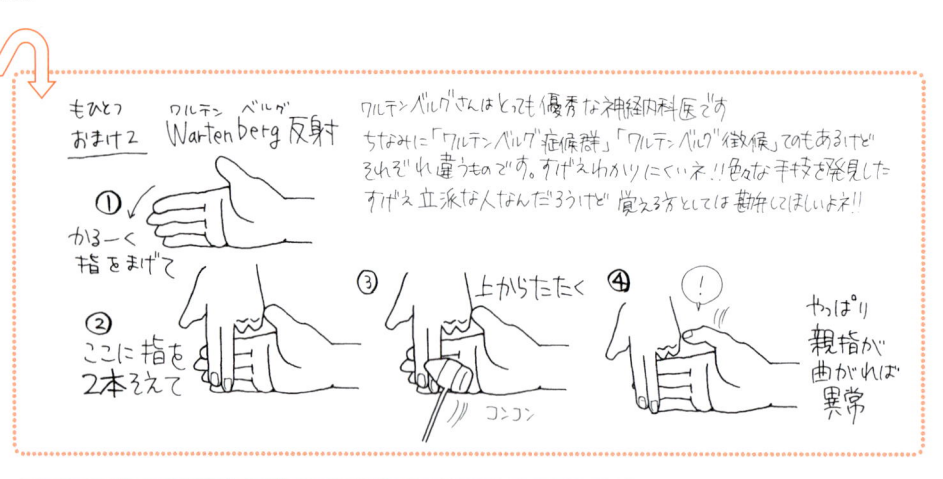

| 顔の神経のみかた | 体の神経のみかた | 筋肉のみかた(MMT) | 体の感覚 | **腱反射** | 死亡確認 |

もひとつおまけ2　Wartenberg反射（ワルテンベルグ）

ワルテンベルグさんはとっても優秀な神経内科医です
ちなみに「ワルテンベルグ症候群」「ワルテンベルグ"徴候"」でもあるけど
それぞれ別違うものです。すげえわかりにくいネ!! 色々な手技を発見した
すげえ立派な人なんだろうけど 覚える方としては勘弁してほしいよね!!

① かるーく指をまげて
② ここに指を2本そえて
③ 上からたたく　コンコン
④ やっぱり親指が曲がれば異常

② Babinski反射（バビンスキー）

「足のうらをひっかく」
超有名 かつ いちばん正確な病的反射です

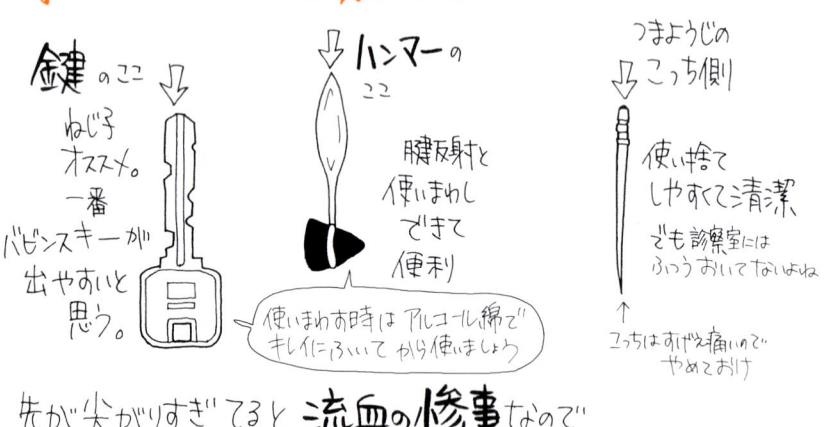

こんなひっかき道具を使うよ！

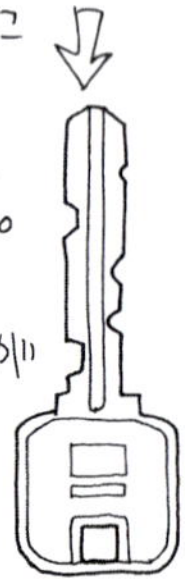

鍵のここ
ねじ子オススメ。
一番バビンスキーが出やすいと思う。

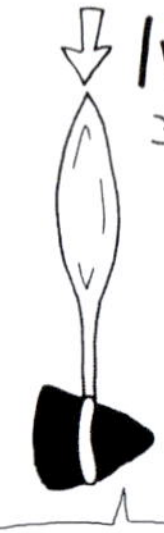

ハンマーのここ
腱反射と使いまわしできて便利
使いまわす時は アルコール綿で
キレイにふいてから使いましょう

つまようじのこっち側
使い捨てしやすくて清潔
でも診察室にはふつうおいてないよね
↑こっちはすげえ痛いのでやめておけ

先が尖がりすぎてると **流血の惨事** なので
ほどほどに **先が固くて細いもの** を使います

① ねっころがって膝を伸ばしてもらいます
のばす!!

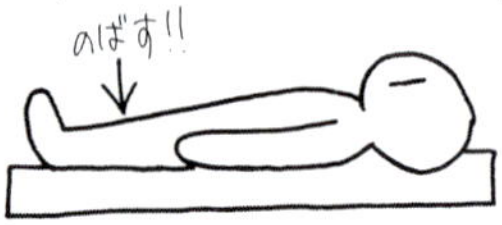

② くつ下をはいてたら両足とも脱がせましょう
くつ下の上からやるとくつ下を破きます
んしょんしょ

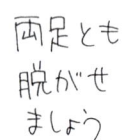

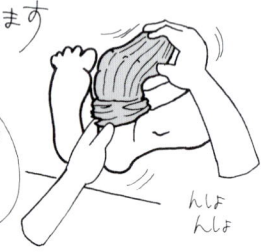

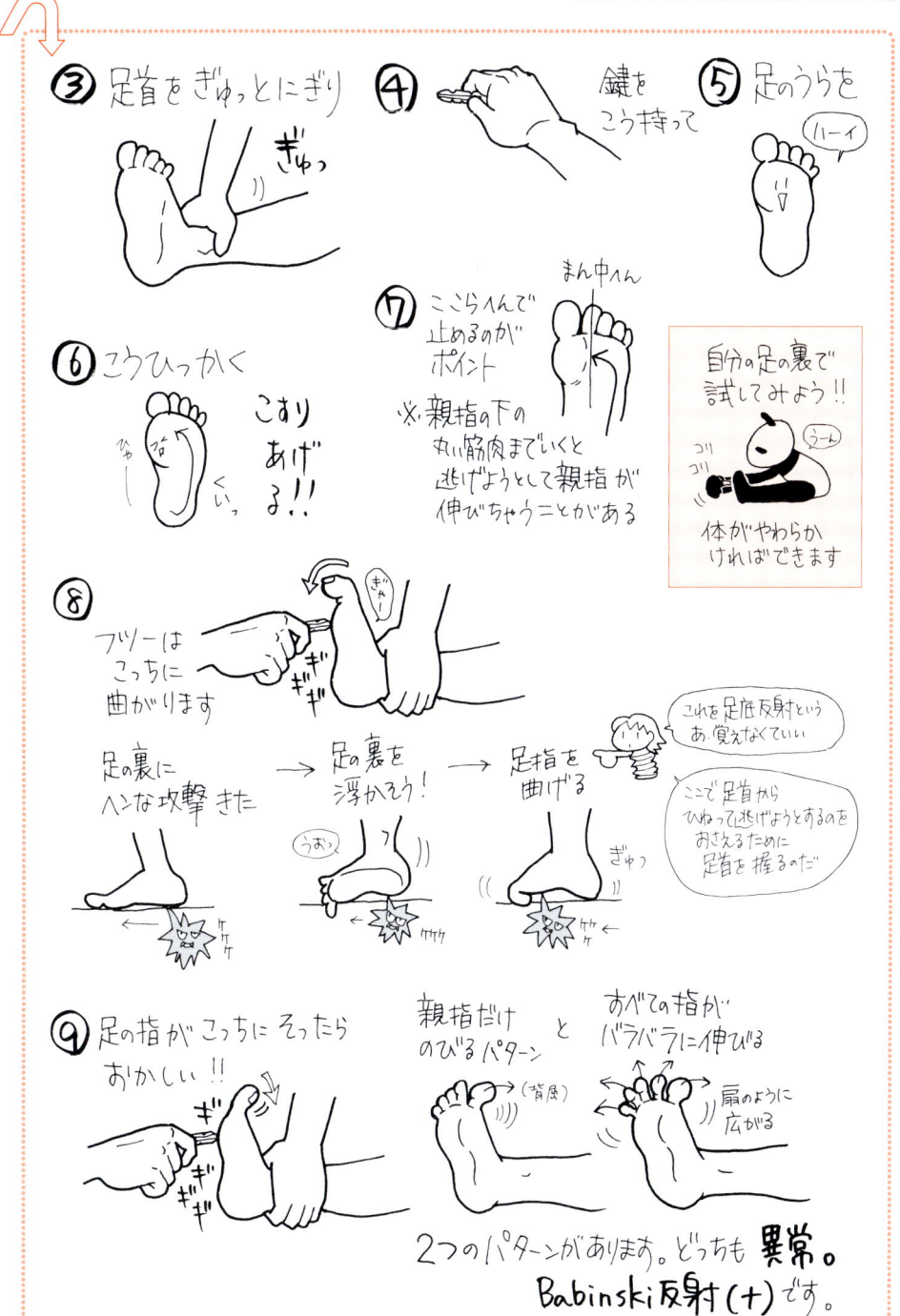

ねじ子のぐっとくる脳と神経のみかた　111

③ 足首をぎゅっとにぎり　ぎゅっ

④ 鍵をこう持って

⑤ 足のうらを　ハーイ

⑥ こうひっかく　こすりあげる!!　くぃっ

⑦ ここらへんで止めるのがポイント　まん中へん
※親指の下の丸い筋肉までいくと逃げようとして親指が伸びちゃうことがある

自分の足の裏で試してみよう!!
ゴリゴリ　う〜ん
体がやわらかければできます

⑧ フツーはこっちに曲がります　キャー!　ギギギ

足の裏にヘンな攻撃きた → 足の裏を浮かそう!　うぉっ → 足指を曲げる　ぎゅっ

これを足底反射というあ、覚えなくていい
ここで足首からひねって逃げようとするのをおさえるために足首を握るのだ

⑨ 足の指がこっちにそったらおかしい!!　ギギギ

親指だけのびるパターン（背屈）
と
すべての指がバラバラに伸びる　扇のように広がる

2つのパターンがあります。どっちも**異常**。
Babinski反射(+)です。

おしまい!

③ Chaddock反射 〜バビンスキー反射の亜種。お仲間〜

バビンスキー反射は **非常に刺激が強い** ので、意識のしっかりした人にやると **たいそう不快** です。

⇨ そんな時は **低刺激** の Chaddock反射 がオススメです

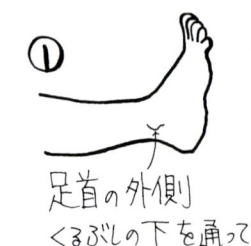

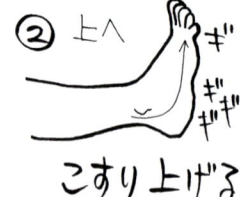

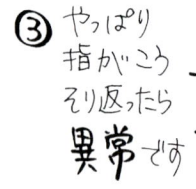

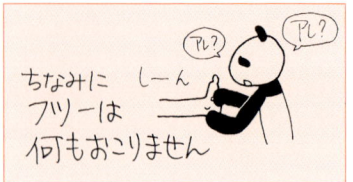

① 足首の外側 くるぶしの下を通って

② 上へ ギギギギ こすり上げる

③ やっぱり 指がこう そり返ったら **異常** です

ちなみに フツーは 何もおこりません しーん アレ? アレ?

…えーっと、全部覚えるの **無理** だったら **バビンスキー** だけでも覚えて帰って下さい

おっさんら 自分が発見した技に 自分の名前 つけすぎよー‼

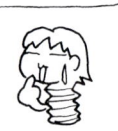

ぶっちゃけ腱反射なんて 神経内科の医者以外は めったにやりません。でも **バビンスキー反射** だけは 救急外来でしょっちゅうやります

病的な反射は だいたい **上流がおかしい** (上からの制御がきかなくなっている) ことのあらわれです。

どれもこれも、これだけでは **診断** にはいたりません。 脳のCTや脊髄頸MRI・脊椎レントゲンなど **上流の神経** の検査をしましょう！

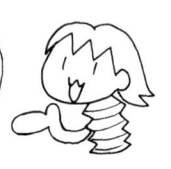

脳と神経のみかた 06

死亡確認
（しぼうかくにん）

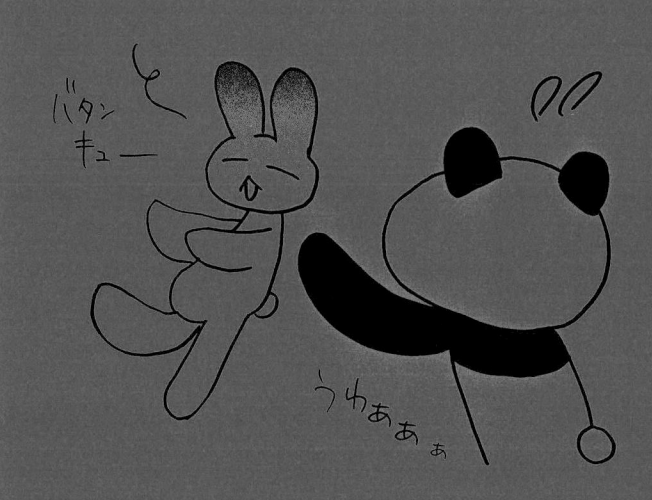

| 顔の神経のみかた | 体の神経のみかた | 筋肉のみかた(MMT) | 体の感覚 | 腱反射 | **死亡確認** |

お看取（みと）り

神 経編最後にふさわしく、今回のテーマは「死亡確認」です。どんな医学書にも、あまり書いてません。その方法は極めて法律的であり、宗教的な儀式であり、そして何より、個々の患者さんとご家族の思い入れによって、臨機応変に対応を変えていくものであるからだと思います。

皆さんは、人間の死はどんな所にあると思っていますか？ 一般的に多くの人が「宗教をもっていない」日本人にとって、死を定義するのは非常に難しいことです。日本では死体のことを「仏様」と言います。たとえ大悪人であっても、「死んだ人のことは悪く言わない」のは日本人の美徳とされています。沖縄の古い民謡「安里屋ユンタ」を本島人が聞くと「死んだら神様よ」と聞こえます。司馬遼太郎様は「死ぬということは帰るようなもんだという意識が日本人にはある、襖を隔てて隣の部屋に移るぐらいに思っている人もいる」と仰っておりました。そこらへんが日本人の死生観の代表かと、ねじ子は思っております。

一個の人間の肉体の寿命が来て、生命活動をやめたとき。現代日本では、大多数の人がその瞬間を病院で迎えます。現代では、その生と死を「線引きする」役割を、「医者」という職業の人間が背負うことになっています。少し前までそれは、僧侶や神主などの宗教家や、村の長老の仕事であったことでしょう。

周囲の人間が愛別離苦を乗り越えて生き続けていくために、誰かがどこかで「この世」と「あの世」の線を引かなくてはいけない。それを、たまたま、この時代では医者がやることになっている。ただそれだけのことなのです。ですが、正直荷が重いです。宗教家や倫理家や社会全体が、生と死の境目についてもっともっと議論して欲しいと思っています。でも実際は、死にまつわる言葉や状況は「忌むべきもの」として徹底的に社会から排除され、病院や介護職や各家庭にネガティブなものをすべて押しつけ、閉じ込めています。まるでこの世はすべて清潔で健康な若い男女しか存在しないかのように、取り繕われているのです。寂しいことですが、この現状はなかなか変わるものではないでしょう。

「死」は死亡宣告の一瞬だけではありません。大切な人間が徐々に、動きを失い、言葉を失い、血の色を失い、反応を失い、暖かさを失っていく。その過程・その時間の流れこそが「死んでしまう」ということであり、決して「医者が死を告知した」その一瞬に死が突然訪れたわけではありません。世間では「死亡宣告の瞬間」だけが死の瞬間という認識がされがちですが、私は、死とはもっと長くて緩やかな坂をゆっくりと下りてゆくようなものだと感じています。その坂のどこかで、生と死を分ける線を引く。だれかがその「線」を決める。その「線」の場所が、これからやっていく死の三徴――**「呼吸の消失」「循環の消失」「瞳孔反射の消失」**――ということになっているのでしょう。少なくとも現代の医学では。

※「お看取（みと）り」というお仕事。

「もうそろそろ死期が近いな…」っていう患者さんが来院したor入院した時は、

必ず！！ご家族と！ 意識があるならもちろん **ご本人とも！！**
「もしものコトがあった時にどうするか」 を話し合っておきます。

対応として

この間のどこかで決定します

(1) フルコースやる
　心臓マッサージする／気管内挿管する／人工呼吸器につなぐ
　／投薬もして全力で治療する

(2) フルコースまではやらないけどそこそこやる

(3) 心臓マッサージのみ　　　　　　　　投薬のみはするとかね

(4) 何も救命処置はせず静かにみとる

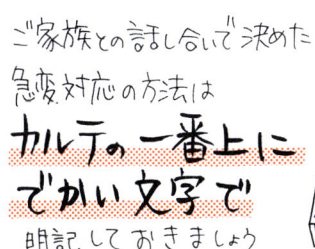

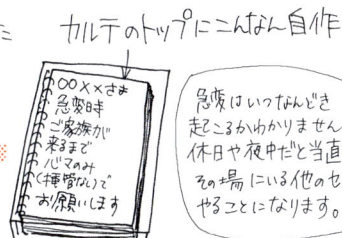

ご家族との話し合いで決めた急変対応の方法は **カルテの一番上にでかい文字で** 明記しておきましょう

カルテのトップにこんなん自作

○○××さま
急変時
ご家族が
来るまで
心マのみ
(挿管なし)で
お願いします

急変はいつなんどき起こるかわかりません。休日や夜中だと当直医やその場にいる他のセンセイがやることになります。

急変でバタバタしてる時もすぐ見てわかるようにわかりやすく書いておこう

(1) フルコースは、よーするに <u>ACLS</u> です。<u>BLS</u> です。
全力で延命に走る処置をします。心肺停止に対する **全力** とは…こうだ!!

- 呼吸停止 肺 → 挿管もするし 人工呼吸器にもつなぐよ!!
- 循環停止 心 → 心臓マッサージもやりつづけるよ!! 強心剤もガンガン打つよ!!
- 脳 機能停止 → こりゃ現在の医学ではどーにもできません。

特にこのような → あきらめにくい 状況では
- 患者さんが若い!! 時に子供 ・事故や自殺や事件
- ご家族に同意がとれてない or ご家族に同意がとれていたとしてもそれを確認できない状況
- 突然の急変 ・病院外での急変や死亡
- ご家族が病院にまだ到着していない

まずは全力で救命処置を やります。

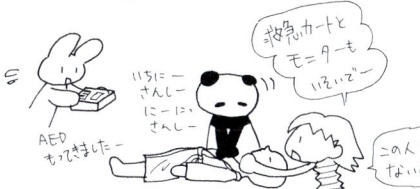

救急カートとモニターもいるでー

いちにーさんにーにーにーさんにー

AEDもってきましたー

この人DNRじゃないよね？

QQへんのACLSを見てね!!

カクニンはきちんとしよう

…しかし、長期入院中の患者さん、慢性的な病気の患者さん (つまりたいていの場合) は **そこに到るまでの病気** (ガンとか、脳出血とか、その他いろいろ) が どうにも治せないから死に到っているわけで、

| 顔の神経のみかた | 体の神経のみかた | 筋肉のみかた(MMT) | 体の感覚 | 腱反射 | **死亡確認** |

呼吸と循環だけキカイでやっても その運命をかえることはできません。苦しい時間が長いだけかもしれない……。無駄な延命になってしまうことも……。と、いうわけで実際は

(3) 何もしない。のが一番多いです。

DNR（Do Not Resuscitate「蘇生するな」）といいます
ご家族は DNRを選択することが ほとんどです。

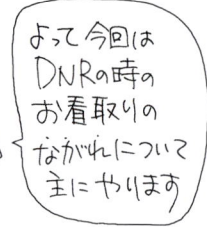

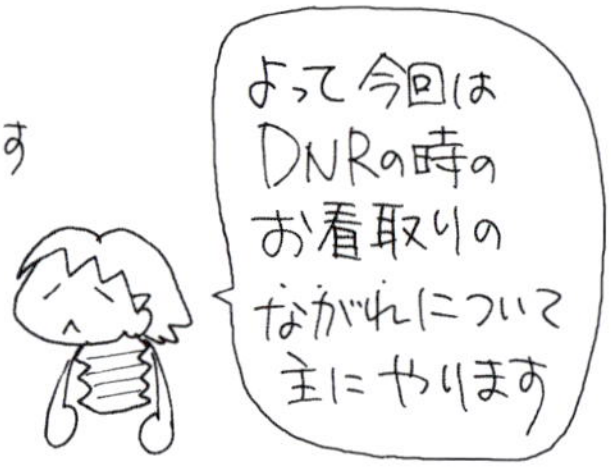

> よって今回は DNRの時のお看取りのながれについて主にやります

※ 絶対忘れないようにしましょう……。

必須アイテム
① 聴診器
② ペンライト
③ 時計
｝俗に言う「おみとり三種の神器」
（④ モニター。でもこれはたいがいもうついています）

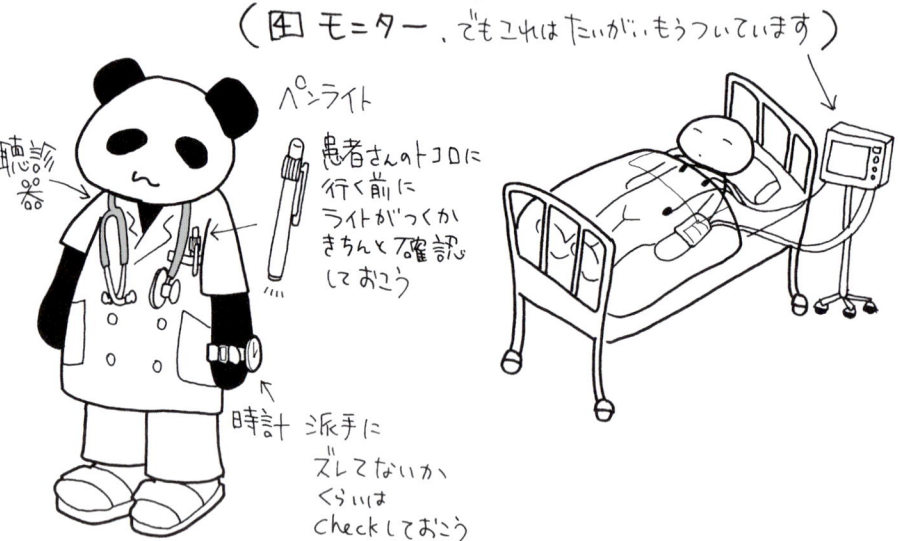

聴診器

ペンライト
患者さんのトコロに行く前にライトがつくかきちんと確認しておこう

時計 派手にズレてないかくらいはcheckしておこう

❋「死の定義」ってなんじゃらほい。

現在の日本の医学界ではこんな風に考えられています

一、呼吸の
二、循環の
三、脳機能の

｝ 不可逆的な停止。
もうにどともとにもどうない

臓器で言うと → 肺・心臓・脳 「の死」機能停止

これを1個1個たしかめていく「儀式」を
ご家族がきちんと見ているトコロで行うのが大切です

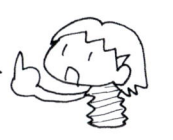

❋ まずは 呼吸のカクニン

ねじ子のヒミツ手技 2nd「息をしているかカクニン」と同じやり方で
チェックします。大事なことなので再録すると……

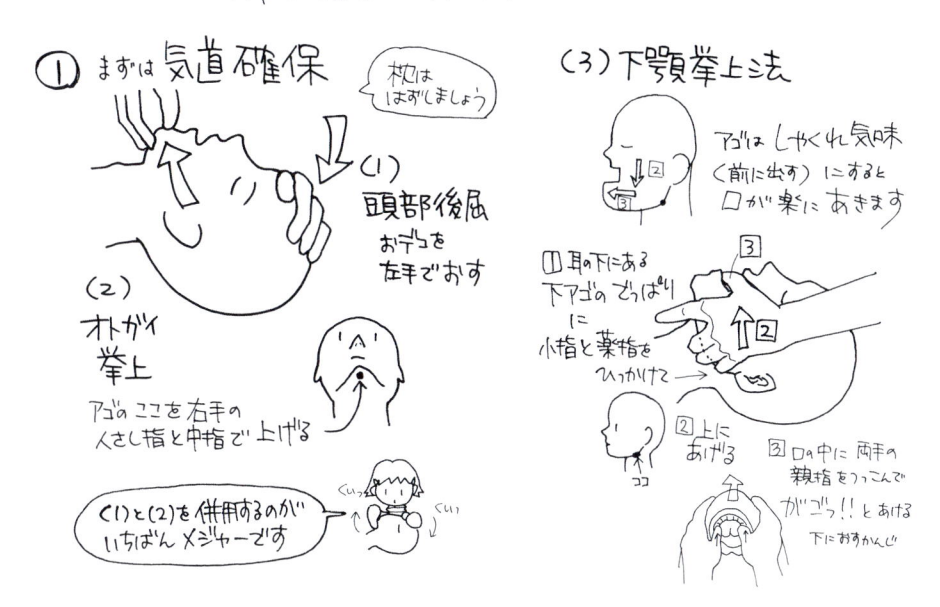

① まずは気道確保

枕ははずしましょう

(1) 頭部後屈
おデコを左手でおす

(2) オトガイ挙上
アゴのここを右手の人さし指と中指で上げる

(1)と(2)を併用するのがいちばんメジャーです

(3) 下顎挙上法

アゴはしゃくれ気味（前に出す）にすると口が楽にあきます

① 耳の下にある下アゴのでっぱりに小指と薬指をひっかけて

② 上にあげる
ココ

③ 口の中に両手の親指をつっこんでがゴッ!!とあける
下におすかんじ

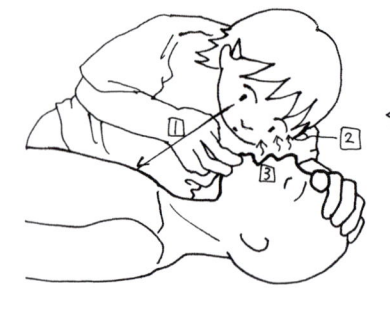

| 顔の神経のみかた | 体の神経のみかた | 筋肉のみかた(MMT) | 体の感覚 | 腱反射 | **死亡確認** |

②①をしながら 患者さんの口元に
自分の**ほっぺた**を近付けます

※首の骨が折れていそうな時は
（高い所からの落下とか交通事故とか）
(1) 頭部後屈はしてはいけません！
⇒ (2) オトガイ挙上 or
(3) 下顎挙上法をしましょう

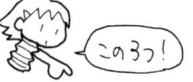

このうつ！

① 見て …… 胸の上がり下がりを見る
② 聴いて …… 耳で呼吸の音を聴く
③ 感じて …… 頬に息がかかるかを
　　　　　　　　　　　　感じる

すでに気管内挿管されている状態だったら

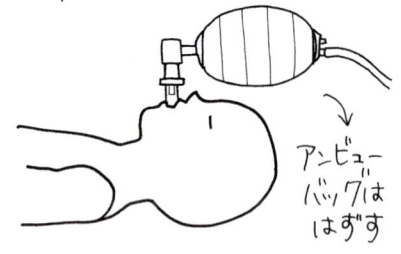

アンビューバッグははずす

挿管チューブの
ここに
同じように
ほっぺたを
近付けて

① 見て
② 聴いて } 3つcheckしましょう
③ 感じて

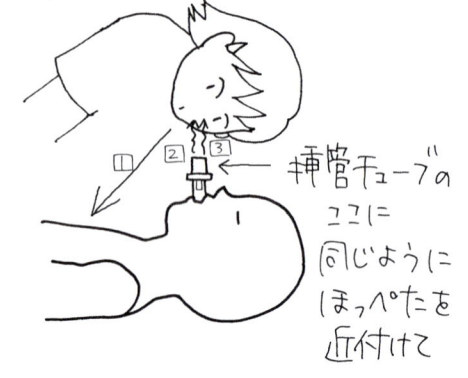

もし **人工呼吸器** につながってたら **それを外して**
自発呼吸が 出ないか check

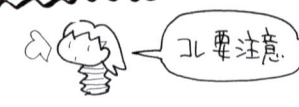

コレ要注意

脳のキノウテイシってどーゆーこと。

脳は4分間酸素がなくなると死んでしまいます。
とっても弱いんですな。
しかも脳細胞は基本的に1回完全に死んでしまうと
もう二度と再生することはありません。（ちなみに子供は別ね）

⇨ よって ① 呼吸
　　　　 ② 心臓 } がすでに4分間以上止まっていたら、

残念ながら
脳は死んじゃっている可能性が非っ常〜に高いです。

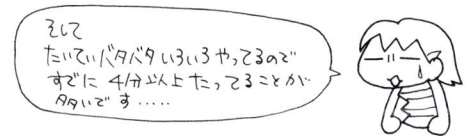

> そして
> たいていバタバタいろいろやってるので
> すでに4分以上たってることが
> 多いです……

脳神経のcheck方法は第1章でたくさんやりましたが、
それを全部やることは普通はなく、一番やりやすい＆わかりやすい
対光反射 のみcheckします

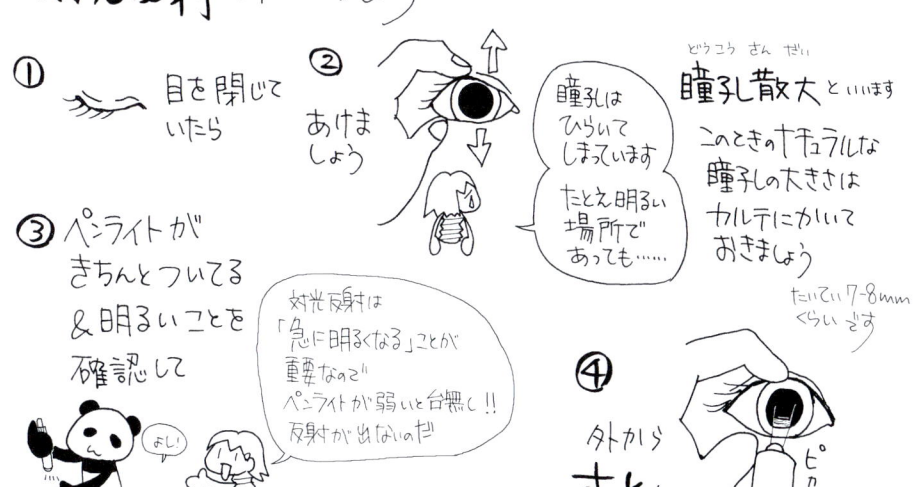

① 目を閉じて いたら

② あけましょう

瞳孔は ひらいて しまっています
たとえ明るい場所であっても……

瞳孔散大（どうこうさんだい） といいます
このときのナチュラルな瞳孔の大きさはカルテにかいておきましょう

たいてい7-8mmくらいです

③ ペンライトがきちんとついてる＆明るいことを確認して

「よし」

対光反射は「急に明るくなる」ことが重要なのでペンライトが弱いと台無し!!反射が出ないのだ

④ 外から さっと 入れる

ピカー

さっ

| 顔の神経のみかた | 体の神経のみかた | 筋肉のみかた(MMT) | 体の感覚 | 腱反射 | **死亡確認** |

⑤ ピカー こっちに入れて／こっちを見る

光を入れてない方の瞳が
反応してないことも
カクニンしましょう

⑥ 逆の瞳も同様に光を入れてみる ピカー さっ

⑦ ピカー

光を入れてない方の瞳もカクニン

⑧ 終わったら**目を閉じておく**のを忘れないで!!

きゅっ

死後硬直が始まっちゃうと目を閉じさせられなくなっちゃうのだ

ご遺体は安らかに目を閉じていた方が良いでしょ

⑨ カルテには「瞳孔散大、対光反射なし」とか
「pupil 8/8, −/−」とか書きます

右 左　　右 左
の瞳孔の大きさ　の対光反射の有り無し

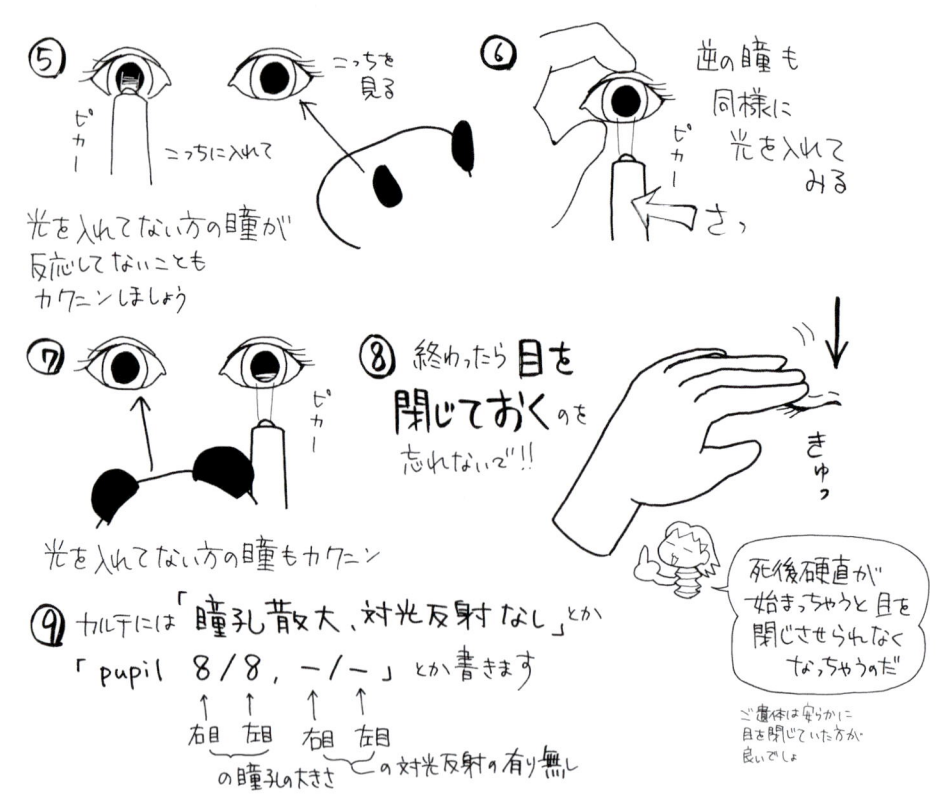

※「**心臓止まった**」とか言うけれど。

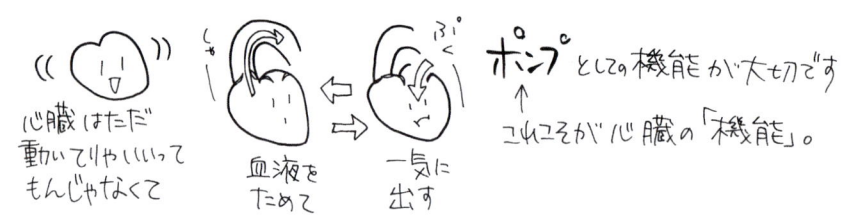

心臓はただ動いてりゃいいってもんじゃなくて

しー／血液をためて ← → ぷっ／一気に出す

ポンプとしての機能が大切です
↑
これこそが心臓の「機能」。

よって心臓の「機能停止」では「動かなくなった」ではなく
「ポンプがダメになった」＝ポンピングできなくなったってことなんですな。

三種の神器・その① **聴診器** をここで使います。

① 胸に聴診器をあてて
ドキドキ心音が聴こえないことを
確認します

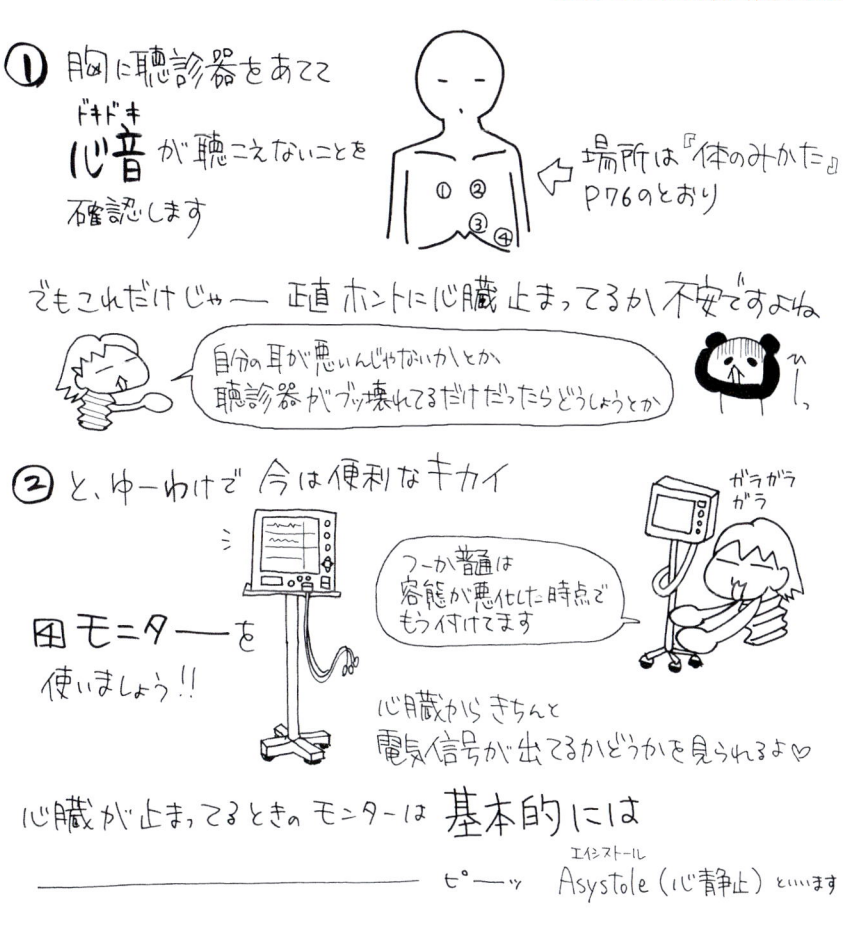

→ 場所は『体のみかた』P76のとおり

でもこれだけじゃー 正直 ホントに心臓 止まってるか 不安ですよね

「自分の耳が悪いんじゃないかとか
聴診器がブッ壊れてるだけだったらどうしようとか」

② と、ゆーわけで 今は便利なキカイ

ガラガラガラ

⊞モニターを使いましょう！！

「つーか普通は容態が悪化した時点でもうツけてます」

心臓からきちんと電気信号が出てるかどうかを見られるよ♡

心臓が止まってるときのモニターは 基本的には

―――――――― ピーッ　Asystole（心静止）といいます
                      エイシストール

※ こんな心電図に注意！！

2nd Lessonの病院での心肺蘇生も見てね！

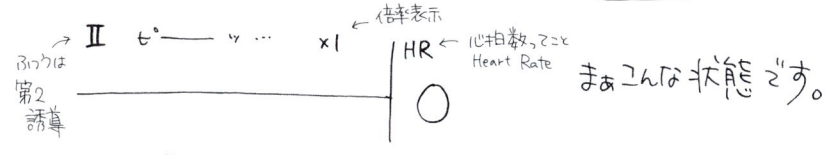

ふつうは第2誘導　Ⅱ　ピーーッ…　×1 ←倍率表示　｜HR ←心拍数ってこと Heart Rate
――――――――――――――――――――――0　　まぁこんな状態です。

③ まずは 電極がきちんとついてるか
　　　　　 コードがきちんとつながってるか 　｝カクニン

顔の神経のみかた | 体の神経のみかた | 筋肉のみかた(MMT) | 体の感覚 | 腱反射 | **死亡確認**

122

④ 拡大表示 (感度up) しても ——ピーッ—— かどうか 確認！

ピーッ ×1 HR ピ → ×4 HR あ

ココに表示されてること多い
タッチパッドで表示をかえたりする

実はよく見るとギザギザの波が!!
↓
心室細動だ!!
除細動したら助かるカモ!!
死んだなんて とんでもない!!

波が小さすぎて見えてないことがあるので倍率を上げよう

⑤ モニターで出すのは 基本的に **第Ⅱ誘導** です

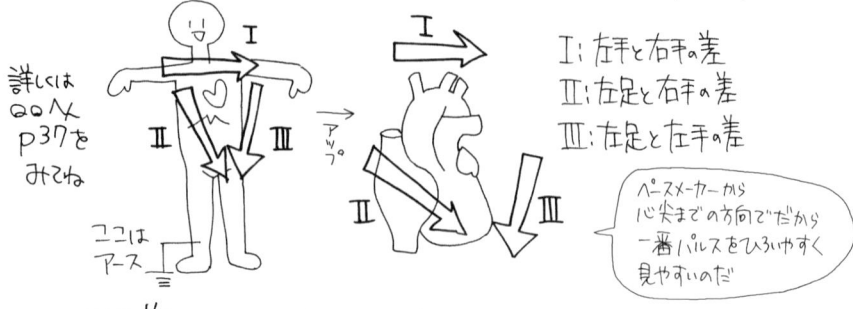

詳しくは○○へp37をみてね

Ⅰ: 左手と右手の差
Ⅱ: 左足と右手の差
Ⅲ: 左足と左手の差

ココはアース

ペースメーカーから心尖までの方向だから一番パルスをひろいやすく見やすいのだ

他の誘導も check しよう！
Ⅱ から → Ⅰ と Ⅲ も check → また Ⅱ に戻しておこうネ！

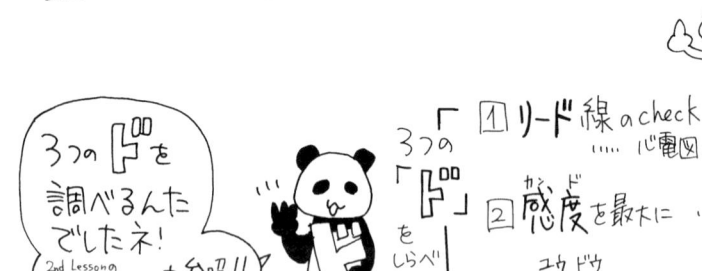

次に使うときに混乱するから

3つの「ド」を調べるんだでしたネ！
2nd Lessonの病院での心肺蘇生も参照!!

3つの「ド」をしらべよう。

① リード線のcheck …… 心電図のリード線がきちんと接続されているか？
② 感度を最大に …… 拡大したら実は波形がない？
③ 誘導をかえてみる …… 普段はⅡ誘導
 → ⅠとⅢにもかえてみる。

⑦ それでも ——ピーッ—— と真っ平なら 心静止

✼ ピーーッ「ご臨終です」

ピーッ

ニューのや

とドラマではよく言いますが
実際は

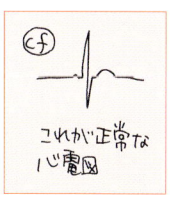

ニューのや

> これが正常な心電図

ニューー 大きい「波」が ポコッ！と たまに 出ることがあります
しかし心臓が **きちんと脈打ってるか**、というと 打ってない。

たまーーに ピクッと信号を出してるモノが ある。けど、効果的な拍動には
なりえない ってーー 状態です。ちょっとだけ ふるえてる 心筋が あるって感じ。

心臓は **脳からの命令がなくても** 自分たちだけで 勝手に しばらく 動きつづけるので
この心筋の **ピクつき** は しばらーーーく 続きます。30分くらい。

⇨ その間、死亡宣告を待っているかどうかは **ご家族しだい & 状況しだい** です。

正直、ここから <u>復活の目はない</u> ので どこで 死亡宣告をするかは
　　　　　　　　　　　　　　　　　周囲の状況を読んで 判断しましょう。

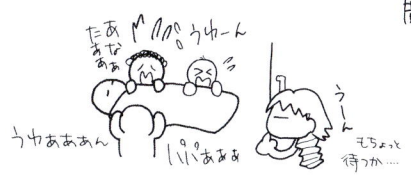

若い人なら 心臓のモニターが ピーーーッと
平らになるまで ご家族に 見守らせて あげたいと思うし……
誰か 病院に まだ 着いてない 家族が
いるなら 待って あげたい……
かといって ギッチギチに 混雑している 救急外来なら
早く ベッドを あけなくちゃいけない ことだって あるし……

ご家族が正直 めいわくそーに
早く帰りたそーにしてる ことも
悲しいかな、あるし……
次の患者の 枠も つまってるし……
状況は 1件1件 全部違うんだよ！

死亡宣告後の PEA で
いらぬ誤解を与えるのを 防ぐため、
死亡宣告後は モニターの
電源を切る人も 多いです

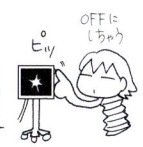

ピッ
OFFに
しちゃう

「最期の瞬間に立ち会えた」「立ち会えなかった 否」というのは **医療者が**
思っている以上に ご家族の その後長く続く 人生において 重く
決定的な 出来事に なっちゃったりします。そのせいで 仕事やめちゃったりさ。その気持ちわかるよ。
「家族が間に合う」ってことは 大切にしてあげて下さい。

顔の神経のみかた | 体の神経のみかた | 筋肉のみかた(MMT) | 体の感覚 | 腱反射 | **死亡確認**

✿ まとめると。

チェックもれがないように **上から順にやりましょう。**
普通の診察と同じです。

① <u>目</u>を見る …… 両目に光を入れる
② <u>呼吸</u>を確認する …… きく！みる！かんじる!!
③ <u>心臓</u>に聴診器をあてる

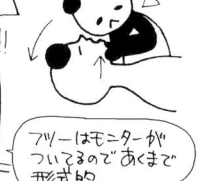

（フツーはモニターがついてるのであくまで形式的）

…… そして こんな 台詞(セリフ) を言います。

「① 瞳孔が開いてしまっています。光にも反応しません。これは 脳の死を意味します。
② 呼吸も、自発呼吸がありません。
③ 心臓も、動いていません。」

　このろつが人の死を意味すること、
　このろつを確認したことを説明します。＊

　（ここで時計を見て!!）

「① 私の時計で（または ② あちらの時計で、と言って指さす）
○○時○○分 をもって、死亡確認をさせていただきます。」

　　　（ここで 必ず 一礼すること）
　　（すぐに手を合わすのは 嫌がる
　　　　ご家族もいるので要注意）

↑忘れないうちに
必ず!! メモすること!!

あとで 死亡診断書に書きます。
「ご家族に伝えた時間」と「診断書の時間」がズレていると
非常〜にイマイチです。

（しまった何分って言ったっけ）
（バタバタしているのでゆごう忘れがち）

ちょっと早い

ご家族がゆっくりお別れのあいさつをしてからの方が無難。特定の宗教行為は避けた方がいいってのもあります

死亡診断書は 死亡時間○○時○○分まで記入します。あと 書きまちがいすると すげーめんどうくさい。名前&住所は戸籍と全く同じ漢字じゃないとダメ。保険証check & ご家族に確認をわすれずに。

＊救命処置をやってる場合は、
　・この状態（①②③）が、○○分以上続いていること、
　　・ここからの回復は見込めないことを追加説明する。
＊この○○分は人と状況によって違う。一般には 30分以上救命処置に
　反応がなかったら、そこからの救命は無理だと言われてる。
＊若い人の死亡時は長くなる傾向あり。

❀ でもね。

ここまでは **DNRが上手くいった** 例のお話です。
しかし、そうばかりとも限りません。機能停止、と言っても

(1) 呼吸 ← 人工呼吸器で
(2) 循環 ← 心臓マッサージで
(3) 脳

その**機能を代行**することができます。

よってこの2つを人工的にやっている間は **まだ死んでない** っつー取り扱いになります。

よって 人工呼吸器を外す / 心臓マッサージをやめる 時は **細心の注意**が必要です。

ある意味、その人を「**人工的に殺す**」ことになってしまうから。

> P118で「要注意」と書いたのはこれのことです。
> 心肺停止状態で発見された時、「挿管してしまう」とそれを抜くことが容易に出来ない&「人工呼吸器につなぐ」とそれを切ることが容易に出来なくなってしまいます。
> 「挿管すると後戻りできない」「人工呼吸器につなぐとさらに後戻りできない」と言われるのはこのせいなのだ。

少なくとも今の日本では、(2013年現在)

たとえご家族の同意があったとしても!!
心臓が自力でうごいている間に 人工呼吸器を外してはいけません。
日本ではまだ「尊厳死」は認められておらず
「ご家族の同意のもとで」「DNRの合意があって」も
人工呼吸器を外す / 抜管することで **殺人罪**に問われてしまった例が多々あります。マジで。

| 顔の神経のみかた | 体の神経のみかた | 筋肉のみかた(MMT) | 体の感覚 | 腱反射 | **死亡確認** |

最近は 不起訴になる例もあるようですが、無用なトラブルのもとです。
ねじ子は長いモノにはまかれることをオススメします。

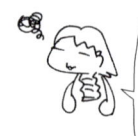

> その場にいない遠い家族が「同意してない」とか言って文句をつけてきたり、
> 病院や医者を訴えれば莫大な賠償金をもらえるとカン違いした人がインネンをつけてきたり、
> 実はそのへの年金に家族中でぶら下がってて1日でも長く生きてくれないと困ったり、
> はたまた病院内の権力あらそいで、内部告発のネタにされて失脚させられたり。
> とにかくトラブルの元になります。例え不起訴であったとしても
> 書類送検etcのゴタゴタにまきこまれるだけでかなりうんざりです。ダメージ大。

ねじ子本人は、**無駄な延命措置は大っキライ**で
患者さん本人の苦しみをとりのぞくことがこの世でもっとも大切なことであると
確信しています。ですが、我々が トラブルなく医者を続けてゆくためには、
無駄な延命措置を続けなくてはならないことが ままあります。
やるしかありません。困ったもんです。

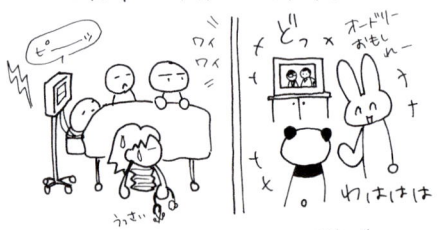

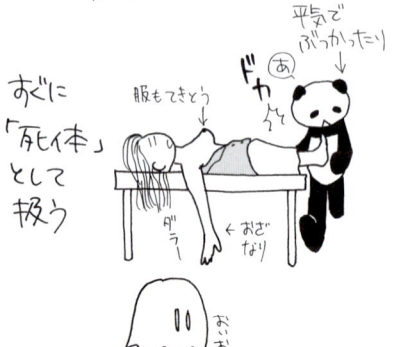

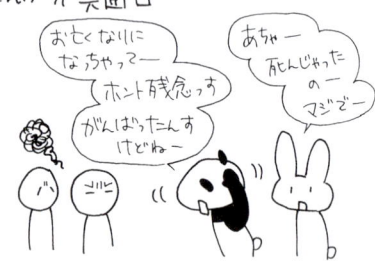

★最悪のNG (サイアクの NG) ぜったいに…!! やめましょう

ご臨終の周囲で談笑してる

なんか不真面目

「おむくなりになっちゃってー」
「ホント残念っす」
「がんばったんすけどねー」
「あちゃー 死んじゃったのー」
「マジでー」

すぐに「死体」として扱う

服もてきとう
平気でぶっかったり
ドカッ

例え こっちはある程度慣れてるとしても、
今日 3件目のお看取りだとしても、
ご家族にとっては
一生に一度のことですから。

脳と神経のみかた

巻末
繰言

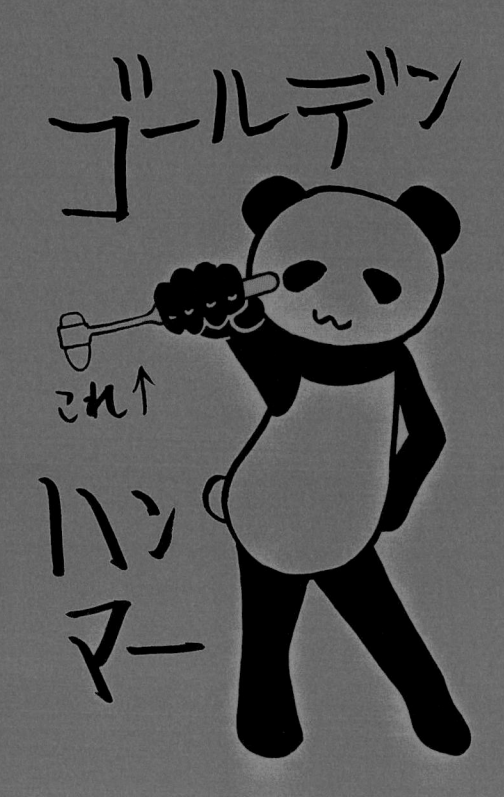

ゴールデン
これ↑
ハンマー

あ と が き

　脳と神経を見るのはとても難しいです。診察の中でも、特に難しい印象があります。苦手としている方も多いのではないでしょうか。

　CTがなかった頃、神経局所診察はひどく難しい知的ゲームで、ひどく細かい部位診断でした。正解（つまり正しい診断名）は、その患者さんが亡くなって解剖し、頭蓋骨や脊椎をバリバリと割って見て初めてわかることでした。下手すると、解剖しても答えが出ないこともありました。どちらにしろ、ひどく時間と手間がかかります。しかも治療法はろくにありません。仮に予想が正解だったところで何ができるわけでもなく、徒労感が強いため、「神経学的所見をいろいろ取ったところで、謎だらけではっきりした事実は何もわからない。どうせろくな治療法もないし、時間の無駄だ。神経学的所見がいったい何の役に立つというのか」と感じる場面も多々あったと思います。今でも同じような印象を抱いている方は多いのではないでしょうか。ねじ子も医学生の頃はそう思っていました。

　1970年代にCTとMRIという画期的な検査が開発されました。これによって、脳の中・脊髄の中を輪切りにして観察することができるようになりました。頭蓋骨や脊椎を物理的に砕くことなく、脳と脊髄の中を見られるようになったのです。これは革命的な出来事でした。

　それによって、脳と神経のみかたは大きく変わりました。今はCTを撮れば神経学的所見なんか一つも知らなくても、「脳の視蓋の右側が梗塞してるぞ」とわかります。前述のような感情も含めて、「神経所見なんかろくに取らなくても大丈夫。CTに送り込んでおけばそれで十分よ」と思っちゃう場面が非常に多いのも頷けます。ねじ子も研修医の頃はそう思っていました。

しかし、診察は必要です。めくらめっぽうに検査をかけるわけにはいきません。医療費もかかりますし、何より被曝します。まずは診察によって「悪い場所」の目星を付けて、その原因をCTやMRIで判別する！というのが、現代の診療の手順になります。診察と画像検査は、いつだって車輪の両輪です。両方があってこそ、車はまっすぐに進みます。どちらかだけというわけにはいかないのです。

　ある意味、CTを撮れば誰にでも病気が見つけられるようになった現在において、重要なのは「CTに送り込むべき所見を見逃さないこと」そして「CTでは映らない病気をしっかり見つけること」になりました。目の前にいる患者さんを見て、脳と神経をチェックして、異常を見つけて、「CTやMRIに送り込まなくちゃ！」または「脳神経外科や神経内科の医者に相談しなくちゃ！」と判断すること。または「異常はない！これ以上の検査は今のところ不要！」と判断すること。そのために所見という「証拠集め」をすることが、現代の医者にとって最も重要になったのです。

　まずポイントをおさえて、目の前にいる患者さんの脳と神経の状態を「ざっと」観察できるようになりましょう。細かい部位診断よりも、ざっと全体を見て、いち早く異常に気が付くことが重要です。それは決して不可能なことではありません。ざっと見てポイントを押さえる方法を、この本であなたが会得できていれば、ねじ子これ以上の喜びはありません。

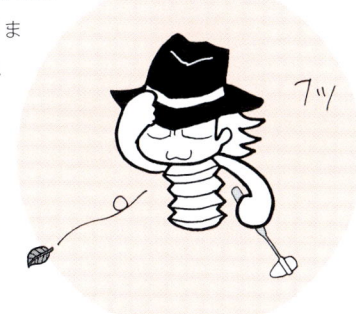

参考文献

- 塩尻俊明 著：カラーイラスト図解 手軽にとれる神経所見,文光堂, 2011
- Lynn SB 著：ベイツ診察法,メディカルサイエンスインターナショナル, 2008
- 田崎義昭 ほか編：ベッドサイドの神経のみかた 改訂17版,南山堂, 2010
- 奈良信雄 編：写真とイラストでみる身体所見のとり方──日常診療の基本から症候別・各科別診察まで,羊土社, 2010
- 奈良信雄 編：臨床研修イラストレイテッドシリーズ第3巻 基本手技［診察と検査］改訂第4版,羊土社, 2011
- 林寛之 著：ステップビヨンドレジデント1 救急診療のキホン編,羊土社, 2006
- 寺島俊雄 著：カラー図解 神経解剖学講義ノート,金芳堂, 2011
- Promedica 南山堂 医学大辞典 CD-ROM Version3,南山堂, 2007
- 葛飾北斎：初摺 北斎漫画(全),小学館, 2005

Heavy Rotation BGM

『仮面ライダーオーズ Full Combo Collection』
モーニング娘。『わがまま 気のまま 愛のジョーク/愛の軍団』3作連続オリコン1位おめでとう!
Juice=Juice『私が言う前に抱きしめなきゃね』『ロマンスの途中』

企画・協力

総合わかりやすさプロデューサー　大上丈彦

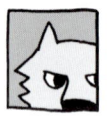

Special Thanks

　校閲の梵天ゆとり先生、医療情報提供のO君、いろいろアシスタントをして下さるY君、M君、Photoshopアシスタントをして下さったT君、販売のお手伝いをしてくださった皆さん、この本の書籍化に尽力してくださった石塚純一さん、可愛いカバーと帯のデザインをしてくださったナルティスの橋本清香さん、いつも暖かく、かつ的確な応援をしてくださる三省堂神保町本店医学書担当の西條さん、大谷俊介先生、コミケで私の作品を買って下さった皆さん、ホームページをいつも見に来てくださる皆さん、私の作品を一度でも手に取ったことのある皆さん、全員抱きしめに行きたいくらい皆さんのこと好きです。

　ナース専科編集部の皆さん、サイエンスアイ編集部の皆さん、『iCrip』編集部の皆さん、プレホスピタルケア編集部の皆さん、その他各所の編集の皆々様、いつも最高のデータ印刷の金沢印刷様、コミックマーケットのスタッフの皆さん、同業者が異常に多い近所の夜のマック(すでにネーム切ってるお仲間を4人見かけた)、ニューヨーカーズカフェ、ノマド万歳、池袋サンシャイン噴水広場と乙女ロード、っていうか腐海、中野サンプラザと中野ブロードウェイ、下北沢コミケットサービス、川上とも子さんと少女革命ウテナとヒカルの碁、仮面ライダーオーズ・バース・なでしこ、アンクはハリボテの腕が浮遊しているだけでも萌えるのに刑事さんとなるとなぜかちっとも萌えないんだから、キャラクターの魅力ってのは付随するストーリーが一番重要なんだと実感します、かみ噛みあたりめ、無糖カフェオレ、リポビタンD、iPod Touch、全自動食洗器と全自動洗濯乾燥機とルンバたん、uniカラーシャープ替芯0.7mmが廃盤ってどういうこと、PILOTフリクションボールノック、毎回トナメに負けるモーニング娘。(狼)板、デビューから10年間ずっと私を励ましてくれているももちこと嗣永プロ、年末進行が憎い、ゴールデンウィーク進行も憎い、架空世界の海で泳ぎがちな私を現実の世界に引き戻してくれる上野千鶴子さん、湯山玲子さん、美しい東京の街、家族、友人、各地の職場で私を助けてくれる上司・部下・同僚・パラメディカルのスタッフの皆様。

　皆で健康で、生きのびましょう。

本書は、森皆ねじ子著『平成医療手技図譜　神経編』を全面的に加筆修正し、編集し直したものです。

索　引

数字・欧文

Ⅰ番　嗅神経　16
Ⅱ番　視神経　17
Ⅲ番　動眼神経　30
Ⅳ番　滑車神経　30
Ⅴ番　三叉神経　39
Ⅵ番　外転神経　30
Ⅶ番　顔面神経　42
Ⅷ番　聴神経　46
Ⅸ番　舌咽神経　52
Ⅹ番　迷走神経　52
Ⅺ番　副神経　54
Ⅻ番　舌下神経　54
ACLS　115
Asystole（心静止）　121
BLS　115
COPD　85
CT　58
DNR　116,**125**
MMT（徒手筋力試験）　62
MRI　58

あ

アキレス腱反射　105
握力　67
足首の上げ下げ　69
アレルギー性鼻炎　16
イエンドラシック手技　107
意識障害　84
位置覚　74,80
一時的なもの　81
今どのへんにいるかの検査　80
咽頭後壁　53
咽頭反射　53
ウェーバー（Weber）テスト　50
腕橈骨筋　99
運動マヒ　85

運動野　71
遠視　24
遠心路　59
黄斑円孔　23
黄斑変性　23
音の経路　47
お看取り　114
音叉　46,77
温痛覚　40,74
温度覚　40,41,74

か

カーテン徴候　53
外耳　48
外斜視　34
外傷　16
外直筋　34,35
外転神経　15,30,38
顔の感覚　39
顔の筋肉　42
下顎挙上法　117
下顎反射　93,96
下肢バレー徴候　72
下斜筋　34,36
肩の力　64
脚気　103
滑車神経　15,30,34
カバー・アンカバーテスト　38
体の感覚のみかた　74
体の神経のみかた　56
カルテの書き方、MMT　70
　───、反射　107
眼位　38
感音性難聴　47,49
感覚　74
感覚障害　88
眼球運動　30
関節覚　74,79

関節の感覚　79
眼底　17
眼底鏡　17,**18**
眼底出血　23
顔面神経　15,**42**,45
顔面神経マヒ　44
眼輪筋　42,63
利き目　19
気道確保　117
気のせい　82
嗅覚　16
嗅糸　16
嗅神経　15,**16**
求心路　59
橋　45
胸鎖乳突筋　54,64
共同偏視　38
狭隅角緑内障　24
ギラン・バレー症候群　45
近視　24
筋肉のみかた　61
筋紡錘　92
筋力低下　68
クインスクエア型　93
空気伝導　48
工藤式　93
首の筋肉　54
首の力　64
くも膜下出血　23
血流不足　82
検査疲れ　82
腱のみつけ方　97
腱反射　91
　───、アキレス腱　105
　───、アゴ　96
　───、手首の親指側　99
　───、膝　102
　───、肘の内側　97
　───、肘の外側　101

光覚弁 29
咬筋 63
口輪筋 42,63
ゴールドマン視野計 29
呼吸停止 115
呼吸の確認 117
骨伝導 48,49

さ

催吐反射 53
左右差 40,102
三横指 100
三角筋 63
三叉神経 15,**39**,96
散瞳薬 20
耳介 47
篩骨 16
自己評価 81
視床 38
視神経 15,**17**
視神経乳頭 21
指数弁 29
舌の萎縮 54
舌の神経 54
膝蓋腱反射 93,104
死の定義 117
死亡確認 113,124
視野 25
斜筋 34
視野欠損 26,27
斜視 38
受動運動覚 74,80
手動弁 29
腫瘍 23
循環停止 115
上肢バレー徴候 71
上斜筋 34,35
上直筋 34,35

上腕三頭筋 65,101
上腕二頭筋 65,93,97
触覚 40,41,74
視力 29
心音 121
神経細胞(ニューロン) 59
神経伝達物質 59
神経の流れ 58
神経のみため 57
人工呼吸器 118,125
心静止(Asystole) 121
心臓の機能停止 120
心電図 121
振動覚 74
振動の感覚 77
深部感覚 74
水痘 45
髄膜炎 23
頭蓋底骨折 16
静的視野検査 29
脊髄神経 14
舌咽神経 15,**52**
舌下神経 15,**54**
線維束性収縮 54
前脛骨筋 69
前頭筋 42
増強法 102,**107**
僧帽筋 54,64
足底反射 111
側頭筋 63

た

第Ⅱ誘導 122
大胸筋 64
対光反射 17,119
帯状疱疹ウイルス 45
大腿屈筋群 68
大腿四頭筋 68,104

大腿二頭筋 68
打腱器 40,**93**
知覚過敏 76
知覚筆 41
力比べ 62
── 、顔の筋肉 43,63
── 、肘 65
チャドック(Chaddock)反射 112
中耳 47
中枢 45
聴神経 15,**46**
腸腰筋 67
聴力 46
痛覚 40,74
テーラー式 93
手関節 66
手首の力 66
伝音性難聴 47,50
動眼神経 15,30
瞳孔 20
瞳孔散大 119
瞳孔の反応 24
動的視野検査 29
糖尿病 24,78
糖尿病性ニューロパチー 78,79
兎眼 44
徒手筋力試験 62
どっちに曲がっているかのチェック 80
トレムナー(Troemner)反射 109
ドロップアームテスト(Drop Arm Test) 84

な

内耳 47
内耳神経 46
内斜視 34
内直筋 34,35
内転 109
軟口蓋 52

軟口蓋反射　53
難聴　46,47
におい　16
乳頭浮腫　22
乳様突起　49
ニューロン(神経細胞)　59,96
脳圧亢進　22
脳機能停止　115,**119**
脳梗塞　45,72
脳死判定　53
脳神経　14
脳神経のみかた　15
脳脊髄液　23
のどの神経　52

は

鼻づまり　16
バビンスキー(Babinski)反射　93,**110**
ハムストリングス　68
半腱様筋　68
反射が出ない　106
反射の亢進　108
ハンフリー視野計　29
ハンマーの持ち方　94
半膜様筋　68
鼻唇溝(ほうれい線)　43
膝屈筋群　68
膝の曲げ伸ばし　68
肘の力　65

ヒステリー　82,83
腓腹筋　69,105
皮膚の感覚　40,74
皮膚の神経分布　75
鼻閉　16
表在感覚　74
表情筋　42
病的反射　109
ヒラメ筋　69,105
ヒルシュベルグテスト　38
ピントのあわせかた、眼底鏡　19
ピンホイール　40
フーバーテスト(Hoover Test)　85
副神経　15,**54**
輻輳　31
太ももあげ　67
閉塞性肺疾患　85
ベル症候群　45
ボーラス&キャリアーテスト(Bowlus&Currier Test)　88
ポジショニング　95,101
ポジション　100,103
ホフマン(Hoffmann)反射　109

ま

末梢神経　75
末梢神経障害　79
マヒ　86,87

マリオット盲点　28
耳側の視野　26
ミンガッチーニ(Mingazzini)試験　72
胸の力　64
迷走神経　15,**52**
目玉の動き　30
盲　29
盲点　28
網膜　17
網膜中心動脈閉塞症　23

ら・わ

ラムゼイ・ハント症候群　45
ランドルト環　29
リンネ(Rinne)テスト　49
涙点　31
ルレット　40
レセプター(受容体)　60
ワルテンベルグ(Wartenberg)反射　110

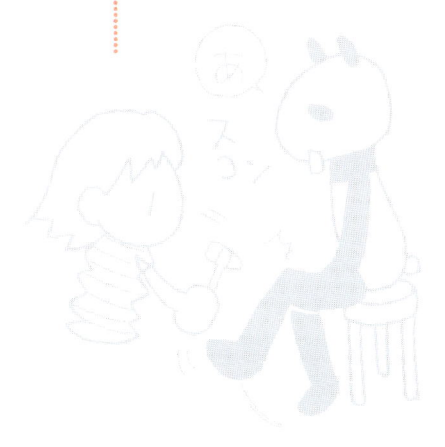

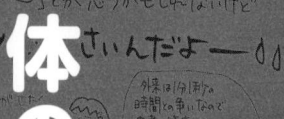

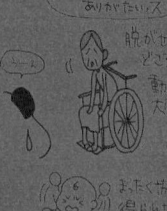

こちらもおすすめ！

目と耳と少ない

体のみかた

顔面のみかた

腹のみかた

ねじ子の ぐっとくる 体のみかた

A5判、136頁、2色刷り、
定価1680円（本体1600円＋税）
［ISBN978-4-260-01771-8］

道具で推理するのが死ぬ程カッコイイんだな